AF404557

DES EFFETS

PHYSIOLOGIQUES ET THÉRAPEUTIQUES

DES ÉTHERS.

Corbeil, impr. de Crété.

DES EFFETS

PHYSIOLOGIQUES ET THÉRAPEUTIQUES

DES ÉTHERS,

PAR

H. CHAMBERT,

Docteur en médecine de la Faculté de Paris.

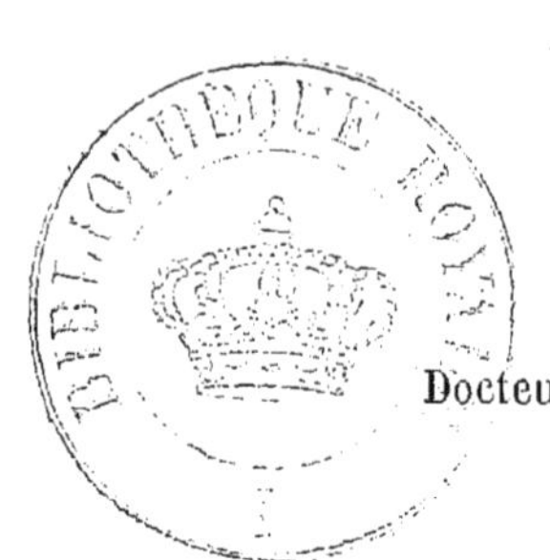

A PARIS,

CHEZ J. B. BAILLIÈRE,

LIBRAIRE DE L'ACADÉMIE ROYALE DE MÉDECINE,

RUE DE L'ÉCOLE DE MÉDECINE, 17.

A LONDRES, CHEZ H. BAILLIÈRE, 219, REGENT-STREET.

1848.

INTRODUCTION.

De toutes les réactions que soulèvent dans l'organisme les opérations de la chirurgie, la douleur est certainement la plus énergique et la plus formidable. Source d'appréhensions funestes, qui infligent à l'intelligence l'anticipation des souffrances physiques, elle éloigne souvent un malade pusillanime du seul moyen qui pourrait le guérir, jette le doute et l'insuccès sur les résultats opératoires, use quelquefois dans ses rapides et dévorantes manifestations les restes d'une vie affaiblie par la maladie, et anéantit le patient sous cette débilité profonde et irrémédiable que les chirurgiens modernes appellent *épuisement nerveux*.

Tout opéré doit souffrir : c'est la loi. La douleur est une fatalité ; mais dire qu'elle est utile parce qu'elle est inévitable, c'est se complaire dans un optimisme aveugle, c'est préférer à l'attestation irréfragable des faits les suggestions de la théorie ou des idées préconçues. Je dirai donc avec le célèbre auteur des *Rapports du physique et du moral,* « que la gravité des accidents qui s'ensuivent de l'action des corps sur nos organes dépend principalement de la sensibilité de ces derniers (1). »

De tout temps, ce grand précepte a été généralement compris. L'idée d'anéantir ou d'atténuer la douleur est aussi vieille que la chirurgie. C'est dans ce but qu'Hippocrate prescrivait le feu et les scarifications (2), et cette indication s'est encore conservée en Asie, où l'on fait un si grand usage du moxa dans les douleurs articulaires (3). L'opium a longtemps été regardé comme l'agent anesthésique par excellence, et Van Helmont, dans son enthousiasme, l'appelle le don spécifique du Créateur. L'ivresse alcoolique, le froid, la compression circulaire et celle des troncs nerveux, la syncope produite par la saignée ont été tour à tour employées (4) ; mais l'insuffisance et les conséquences fâcheuses de ces moyens les ont fait successivement rejeter. En 1778, Mesmer vint à Paris, accompagné du prestigieux cortége de ses appareils fan-

(1) Cabanis, *Rapports du phys. et du moral de l'homme,* 8ᵉ édition, avec notes, par L. Peisse. Paris, 1844, p. 134.

(2) *De affect. int.,* cap. 2; *ibid.,* cap. 8, cap. 53 ; *Aphor.* 59, 60.

(3) Van Swieten, *in aph. Boerhaav.,* trad. de Louis. Paris, 1768, t. II, p. 84.

(4) Alph. Sanson, *Lettre à l'Acad. de médecine.* (Bulletin, 31 janvier, t. XII, p. 274.)

tastiques. Il annonçait que le moyen d'abolir la douleur était trouvé. Sur quelques imaginations déréglées, les magnétiseurs purent reproduire les hallucinations des flagellants et des convulsionnaires de Saint-Médard ; les chirurgiens appelés à constater leurs prétendus succès stigmatisèrent justement leur charlatanisme.

Et cependant, l'agent héroïque qui pouvait anéantir la sensibilité était connu depuis bien longtemps ; plus d'une fois on avait apprécié ses propriétés merveilleuses ; mais les faits étaient passés inaperçus, il leur avait manqué ces grandes impulsions qui font les grandes découvertes.

Raymond Lulle, Isaac Hollander, Basile Valentin, Paracelse, et des alchimistes beaucoup plus anciens encore, avaient été frappés des propriétés physiques si remarquables de l'éther, et avaient cru trouver en lui un des éléments de ces problèmes indéfinissables pour la solution desquels leur vie fut toujours trop courte.

Une particularité très-singulière de l'histoire médicale de l'éther, c'est la réputation immense qu'ont acquise toutes les préparations dont il a fait la base. On sait quelle fut la renommée de la liqueur anodine d'Hoffmann, qui n'était que de l'éther alcoolisé. Ce fut avec un véritable engouement que les médecins accueillirent en 1782 le

mélange d'éther et d'huile essentielle de térébenthine, que Durande, médecin de Dijon, annonçait comme le spécifique des coliques hépatiques (1).

Les médecins connaissaient depuis longtemps
l'excitation passagère suivie de sédation que provoque toujours l'éther ingéré dans l'estomac ; ils
avaient aussi constaté son innocuité. Le chimiste
Bucquet, atteint d'un squirrhe du côlon auquel il
succomba, prenait pour calmer ses douleurs d'en-
trailles une pinte d'éther par jour (2) ; Christison
(*On poisons*) cite l'exemple analogue d'un asthma-
tique qui en consommait 16 onces tous les huit ou
dix jours. D'après les expériences de Brodie, 4 à 5
gros d'éther sulfurique plongeaient un cheval dans
une léthargie profonde et suffisaient pour suspendre toute contraction musculaire (3). M. Orfila
introduisit dans l'estomac d'un chien, dont il lia
l'œsophage, une demi-once d'éther ; au bout de
dix minutes, l'animal ne pouvait plus se tenir
debout ; quelques minutes plus tard , il était
tombé dans un état comateux, et trois heures
après , il était mort. L'injection de 3 gros d'é-

(1) Durande , *Sur l'efficacité du mélange d'éther sulfurique et
d'huile essentielle de térébenthine dans les coliques hépatiques pro-
duites par les calculs biliaires.* Dijon, 1782.

(2) *Mém. de la Soc. roy. de méd.* pour 1779 ; Hist., p. 74.

(3) *Journ. de méd.* de Leroux, 1811, t. XXVI, p. 320.

ther dans le tissu cellulaire présenta le même résultat (1).

L'action de l'éther trop longtemps respiré avait aussi été constatée. Christison rapporte le cas d'un jeune homme qui fut trouvé dans un *état complet d'insensibilité*, pour avoir respiré un air très-fortement chargé de vapeurs d'éther sulfurique ; il resta dans un état apoplectique pendant quelques heures, et il aurait probablement succombé si l'on ne s'était hâté de le transporter dans une autre atmosphère (2). La servante d'un droguiste fut trouvée un jour morte dans son lit. La mort était probablement due à l'inspiration prolongée des vapeurs d'éther qui remplissaient la chambre, où une jarre pleine de ce liquide s'était cassée. Cette fille était couchée sur le côté, les bras croisés sur la poitrine ; son visage était calme, son attitude naturelle, semblable à celle d'une personne endormie d'un profond sommeil. A l'ouverture du cadavre, on trouva la membrane interne de l'estomac d'un rouge vif et les poumons gorgés de sang (3). L'éditeur du journal qui relate ce fait assure qu'il a connu un exemple d'empoisonnement à peu près analogue.

(1) Orfila, *Toxicol. gén.*, t. II, p. 456.
(2) Christison, *A Treatise on poisons*, 2ᵉ édit., p. 804.
(3) *Medland, Med. and surg. reporter*, et *Edinburgh med. and surg. Journal*, t. XXXV, p. 452.

« Un gentleman, par une imprudente inhala-
« tion de vapeur d'éther, fut plongé dans une
« véritable léthargie, qui persista, sauf des inter-
« ruptions passagères, plus de trente heures avec
« une grande prostration ; pendant plusieurs jours
« le pouls était *si petit* que l'on eut des craintes
« sérieuses pour sa vie (1). »

L'idée de plonger les opérés dans l'insensibilité
en leur faisant respirer des substances capables de
la produire, a été réalisée depuis 1832 par un
médecin du midi de la France, le docteur Dauriol.
Voici comment il s'y prend : vers la mi-juin, époque où la végétation a acquis assez de force, il
trempe une éponge dans le suc de la jusquiame,
du datura stramonium, de la petite ciguë ou de la
laitue vireuse; il la sèche au soleil, et renouvelle
trois immersions semblables à la première.

Lorsqu'il veut insensibiliser un malade, il
mouille l'éponge dans de l'eau chaude et la
place sous le nez. Bientôt l'individu est plongé
dans un sommeil plus ou moins profond, suivant
sa susceptibilité nerveuse. Il est *entièrement impassible pendant l'opération qu'on lui fait subir.*
Pour le réveiller, il suffit de remplacer l'éponge
par un linge imbibé de vinaigre.

A l'appui de cette communication, le docteur

____

(1) *Brande's Journal.*

Dauriol rapporte cinq opérations qu'il a pratiquées sans faire éprouver la moindre douleur à ses opérés. Tous ses malades se sont réveillés sans se douter de l'opération qui venait d'être faite, et tout étonnés de se voir débarrassés de leur mal (1).

Dans un ouvrage qui parut à Boston en 1843, Robert Collyer établit, p. 26, que les inhalations de vapeurs narcotiques ou stimulantes peuvent produire un état tel qu'on perd la conscience. Il expérimenta à peu près sur vingt personnes, mais les résultats qu'il obtint furent peu favorables.

L'éther lui-même avait été administré *par inhalation*, et sa propriété merveilleuse était restée méconnue! En 1831, MM. Mérat et Delens disaient, dans leur *Dictionnaire universel de matière médicale* : « On administre aussi la vapeur « d'éther au moyen d'un flacon dont une tubulure « reçoit un tube droit qui plonge par une extré- « mité dans l'éther, par l'autre dans l'air, et dont « la seconde tubulure recourbée en arc s'adapte à « la bouche du malade. Celui-ci aspire, et l'air qui « rentre par le tube s'imprègne d'éther en traver- « sant ce liquide. Cet exercice, ordinairement « prolongé pendant une ou deux minutes, est « ordinairement renouvelé plusieurs fois par

______

(1) *Journ. de méd. et de chir. de Toulouse,* t. X, 6ᵉ livraison, janvier 1847.

« jour (1). » Un pas de plus, s'écrie M. Sédillot, et l'application de ce moyen aux opérations de la chirurgie était révélée (2). Ce pas n'a été fait qu'après quinze ans d'attente, par un chimiste américain.

Le 18 janvier, M. Élie de Beaumont demanda à l'Académie des sciences la permission d'ouvrir un paquet cacheté, qu'avait déposé, le 28 décembre 1846, M. le docteur Jackson, de Boston. C'était la communication officielle de la découverte nouvelle. Les premières applications de l'agent anesthésique avaient été faites par le dentiste Morton et répétées en grand à l'hôpital de Massachusetts. Le docteur John Warren avait enlevé une tumeur du cou sans causer la moindre douleur. Sur son exemple, MM. Begelow et Hayward avaient pratiqué avec le même succès une amputation de cuisse et l'ablation d'un sein.

Bientôt le *Medical Review*, le *Medical Times* et une lettre que le docteur John Warren écrivait à la *Gazette médicale* de Londres portèrent en Angleterre la nouvelle des effets surprenants qui résultaient de l'inhalation de l'éther. A peu près à la même époque, M. Velpeau en recevait une communication confidentielle.

(1) Mérat et Delens, *Dict. univ. de mat. méd.*, 1831, t. III, p. 165.
(2) Sédillot, *Gazette méd. de Strasbourg*, 20 février 1847.

Les chirurgiens anglais s'étaient empressés de mettre à l'épreuve le nouvel agent anesthésique. Un dentiste, M. Robinson, l'appliqua à l'extraction des dents. A l'hôpital de l'*University college*, M. Liston fit une amputation de jambe et l'arrachement d'un ongle après avoir éthérisé ses malades. MM. Fergusson, Lansdown, Guthrie, Liston, Key, Lawrence, Mac-Murdo, etc., s'empressèrent de l'imiter, et obtinrent des résultats presque toujours heureux.

La nouvelle de leurs succès et de la découverte américaine fut bientôt rendue publique en France par l'*Union médicale* du 7 janvier, qui la répéta d'après un journal belge. Les lettres du docteur Jackson remuèrent vivement l'active curiosité des chirurgiens. La question, née en Amérique, avait traversé l'Angleterre, et restait encore toute neuve et toute à faire.

Bientôt M. Malgaigne communiqua à l'Académie de médecine ses premiers essais. MM. Robert, Velpeau, Roux opérèrent leurs malades sans les faire souffrir. M. Gerdy se soumit le premier aux inhalations éthérées, dont il analysa si bien l'influence (1).

Les appareils se perfectionnèrent rapidement, les expériences se multiplièrent, les communica-

(1) *Bulletin de l'Acad. royale de médecine,* t. XII, p. 303.

tions s'entassèrent sur les bureaux des sociétés savantes, une véritable fièvre de publication s'empara de tous les esprits : chacun voulait contribuer pour sa part à la solution d'une question qui paraissait devoir être si grande dans ses résultats.

Mais au milieu de l'engouement général, une voix s'éleva contre la découverte nouvelle et lui jeta l'accusation d'immoralité. Elle fut vivement relevée par les chirurgiens les plus distingués des hôpitaux de Paris, et aujourd'hui M. Magendie pourra trouver dans ces faits, qu'il réclamait d'abord avec tant d'instance, une réponse qui fera taire ses craintes exagérées et ses scrupules chimériques.

Ma tâche serait trop longue si j'entreprenais d'énumérer ici les nombreuses communications qui ont été adressées aux académies sur les applications chirurgicales de l'éther. Depuis qu'on connaît la découverte de M. Jackson, les opérations qui ont été pratiquées sur des malades non éthérisés sont l'exception. Quelques jours après les essais de M. Malgaigne, les propriétés anesthésiques de l'éther constatées, le fait fut acquis irrévocablement.

La physiologie fut alors appelée à donner l'explication des phénomènes si curieux qui précèdent ou accompagnent le développement de l'insensibilité. M. Serres (1) examina l'action directe de l'éther

____

(1) *Comptes rendus de l'Acad. des sciences,* 8 et 15 février.

sur les nerfs dénudés. M. Flourens (1) détermina les diverses altérations fonctionnelles ou anatomiques que la moelle épinière et la moelle allongée pouvaient subir; il établit cette survie singulière du nœud vital, au moyen de laquelle tant de manifestations obscures ont pu être expliquées. M. Amussat (2) signala la coloration foncée du sang artériel. M. Longet publia son intéressant mémoire sur l'action des vapeurs éthérées sur les systèmes nerveux, cérébro-spinal et ganglionnaire. Le 23 mars, M. Blandin résuma devant l'Académie de médecine l'état de la question, surtout au point de vue de ses applications thérapeutiques (3). Pappenheim essaya de déterminer la nature des lésions de structure que présentent les fibres nerveuses chez les animaux éthérisés; M. Lassaigne analysa leur sang et tâcha de déterminer la quantité de ses éléments normaux, et la portion de vapeur d'éther qu'il pouvait renfermer.

Le professeur Simpson d'Édimbourg et M. le professeur Paul Dubois annoncèrent l'application nouvelle que l'on pouvait faire des inhalations éthérées à l'art obstétrical. Les observations de MM. Chailly-Honoré et Stoltz, de Strasbourg, sui-

(1) *Comptes rendus,* 22 février.
(2) *Ibid.*
(3) *Bulletin de l'Acad. royale de médecine,* t. XII, p. 505, 527.

virent de près leurs intéressants mémoires. En Allemagne, Sieboldt fit connaître les cas nombreux dans lesquels il avait favorisé l'accouchement par les inhalations d'éther, et établit un puissant contrôle sur ceux qui l'avaient précédé.

L'action de l'éther sur la muqueuse pulmonaire avait absorbé toute l'attention des chirurgiens et des physiologistes. M. Flourens observa les effets qui résultent de son injection directe dans les vaisseaux artériels ou veineux, ou dans le tissu cellulaire sous-cutané.

MM. Marc Dupuy et Pirogoff l'injectèrent dans le rectum, et signalèrent la similitude des phénomènes produits avec ceux qui résultent de l'inhalation.

Une découverte aussi belle que celle de M. Jackson devait trouver de nombreux prétendants : à peine était-elle connue en France, que M. Ducros, de Marseille, revendiqua pour lui une partie de l'honneur qui revenait au chimiste américain. Pour exclure ses prétentions, il suffit de dire qu'il avait employé l'éther en frictions sur les parois buccale et pharyngienne (1).

Le 17 avril, M. Saint-Genès adressait la même réclamation que M. Ducros, et s'associait à lui pour

(1) Ducros, *Communic.* (*Comptes rendus de l'Acad. des sciences,* t. XXIV, p. 74.)

que l'Académie des sciences fît droit à leur demande commune.

Le 23 février, le secrétaire annuel de l'Académie de médecine donna lecture d'une lettre de
M. Horace Wells, médecin américain des États de
Massachusetts, qui réclamait pour lui la priorité
de l'application des vapeurs éthérées pour suspendre la douleur. Ce médecin prétendait avoir fait
sur ce sujet de nombreuses expériences dès 1844 :
il les aurait communiquées en 1845 à M. Jackson
qui en aurait fait son profit. Il avoue du reste qu'il
s'est toujours servi de gaz protoxyde d'azote , de
préférence aux vapeurs d'éther (1).

Enfin, le 1ᵉʳ mars, M. Gérardin rappela à l'A-
cadémie de médecine qu'en 1828 un chirurgien
anglais, M. Hickmann avait proposé un nouveau
moyen d'insensibiliser les malades. Ce moyen
c'était l'inhalation de l'acide carbonique.

Il est bien facile de voir que les nombreux
compétiteurs de M. Jackson n'ont aucun droit à
sa découverte, et que l'honneur lui en est réservé
exclusivement.

Tout ce qu'on a publié sur l'éther est disséminé
sous forme d'articles dans les comptes rendus des
Académies ou les revues périodiques. Les mémoires
de MM. Longet, Simpson, P. Dubois, Pirogoff,

(1) *Bulletin de l'Acad. de méd.*, t. XII, p. 394.

Jules Roux, ont embrassé d'une manière spéciale certains points de la question ; mais personne ne l'a encore traitée d'une manière complète. Les opuscules de MM. Pajot, Langlebert, et un mémoire anonyme qui les a suivis, ont paru peu de temps après la découverte de l'action de l'éther. Rapidement débordés par les nombreuses expériences, les curieuses recherches et les communications qui se mutipliaient avec une incessante activité, ces travaux ont été vieux et incomplets, du jour où ils ont paru.

Aujourd'hui cet empressement enthousiaste qui a salué le début des inhalations d'éther s'est apaisé, les travaux, plus mûrs et plus consciencieux, ne se succèdent qu'à de plus rares intervalles.

Il serait encore prétentieux de vouloir écrire un mémoire complet sur une question qui s'enrichit chaque jour de nouveaux éléments; mais un travail qui réunit toutes les publications si nombreuses qui se sont si rapidement pressées, a le double avantage d'exposer nettement l'état actuel d'une question importante, et d'éviter à ceux qui voudront plus tard en écrire l'histoire, des recherches laborieuses et difficiles.

Je diviserai ce travail en trois parties :

Dans la première, j'analyserai les diverses lésions fonctionnelles apparentes qui nous révèlent l'influence de l'éther pris par inhalation ou absorbé par le rectum. Je poursuivrai l'action plus intime de cet agent sur les systèmes nerveux, cérébro-spinal et ganglionnaire, sur les grands appareils de l'hématose et de la circulation, sur le sang, la calorification et la structure des organes locomoteurs. Après avoir apprécié les circonstances diverses qui peuvent faire varier la marche progressive des effets de l'éther, et fait un historique abrégé des appareils jusqu'à ce jour employés, je terminerai en indiquant les précautions à prendre pour développer avec promptitude et sécurité cet ensemble de lésions fonctionnelles qu'on appelle éthérisme.

Dans la seconde partie, j'examinerai successivement l'action de tous les éthers autres que l'éther sulfurique. Cette face de la question avait été entièrement négligée, je l'ai établie presque tout entière sur les expériences que j'ai tentées sur des chiens. En déduisant les conclusions qui résultent naturellement de ces expériences, je résumerai, en quelques propositions, l'action spéciale de chaque éther. Je réunirai enfin dans une dernière appréciation leurs propriétés générales, et j'établirai leurs analogies et leurs différences avec l'éther sulfurique.

La troisième partie sera tout entière consacrée aux applications thérapeutiques de l'éther sulfurique, et à celles que les autres éthers pourraient recevoir.

Les mots *éthérisation* et *éthérisme* ont été indifféremment employés; c'est à tort, ce me semble. Pour éviter toute obscurité, je désignerai avec M. J. Roux, sous le nom d'éthérisation, la marche ascendante des effets de l'éther; et sous le nom d'éthérisme, l'état de collapsus et d'insensibilité qui en est le terme.

DES EFFETS
PHYSIOLOGIQUES ET THÉRAPEUTIQUES
DES ÉTHERS.

PREMIÈRE PARTIE.

ACTION PHYSIOLOGIQUE DE L'ÉTHER SULFURIQUE.

CHAPITRE PREMIER.

LÉSIONS FONCTIONNELLES QUI SE MANIFESTENT SOUS L'INFLUENCE DES INHALATIONS ÉTHÉRÉES.

L'inspiration brusque d'un air chargé de vapeurs d'éther est toujours suivie d'une impression pénible; un sentiment de picotement, une saveur désagréable se développent dans l'arrière-gorge et semblent se prolonger dans le trajet de la trachée-artère. Les glandes salivaires fournissent une sécrétion abondante.

L'effort qui préludait à une large inspiration s'interrompt brusquement et ne se continue que par saccades; il semble que les ramifications trachéales soient douées d'une sensibilité qui se réveille vivement sous l'influence de l'éther et qui sollicite les secousses expulsives de la toux, aussitôt que l'agent modificateur tend à franchir leurs limites supérieures. Souvent c'est la glotte qui réagit la première contre les vapeurs inhalées et qui, par ces contractions spasmodiques, s'oppose à leur introduction dans les bronches.

Ces accidents, d'ailleurs si légers, sont toujours de courte durée. On les évite facilement, du reste, en ménageant à la vapeur d'éther une introduction très-lente et progressive. Bientôt les inspirations s'achèvent sans effort, elles deviennent larges et profondes, la vapeur éthérée afflue abondamment dans les ramifications bronchiques désormais accoutumées à la recevoir.

Le fluide largement absorbé, répand son action sur les grands systèmes de l'économie et développe les phénomènes si remarquables de l'éthérisme.

Alors s'élève dans la poitrine un sentiment de chaleur qui semble s'irradier dans tout l'organisme. — Le pouls s'accélère, les yeux s'injectent, l'ouïe est troublée par des bourdonnements qui deviennent de plus en plus intenses et que le moindre bruit exaspère.

Un frémissement vibratoire qui simule assez bien l'engourdissement qui résulte de la compression lente et prolongée d'un cordon nerveux, naît dans les extrémités; d'abord faible et comme accompagné d'un léger sentiment de froid, il gagne le tronc de proche en proche.

Peu à peu les battements du cœur se ralentissent, les mouvements perdent leur force et leur assurance, le frémissement vibratoire éloigne ses oscillations et aboutit à un véritable engourdissement général. L'individu qu'on éthérise ressent un irrésistible besoin de repos, un éloignement absolu, une indifférence complète pour tout ce qui l'environne. Il n'a plus qu'un seul but, qu'un seul désir obscur, mais impérieux, c'est de trouver une position favorable pour étaler ses membres alourdis, afin qu'il puisse s'abandonner tout entier à ce vague indéfini qui commence à l'envahir.

A dater de ce moment, chaque inspiration hâte d'une manière sensible le terme de l'éthérisation. La face se détend, la vue s'obscurcit, les yeux deviennent brillants, et se tournent en haut, bientôt les paupières s'abaissent, l'ouïe cesse de s'exercer, l'odorat, le goût, le toucher perdent également leurs fonctions.

Des accès de gaieté irréfléchie se révèlent par un rire irrésistible, plus rarement un sentiment de tristesse s'empare de l'individu qui sent ses idées lui échapper à mesure que ses sens refusent de le mettre en contact avec le monde extérieur. Bientôt il ne conserve plus qu'une conscience obscure de son existence, sa sensibilité s'émousse de plus en plus et finit par disparaître, les inspirations sont lentes et bien cadencées, le pouls tranquille et régulier. A cette somme de lésions fonctionnelles succède une impression obtuse, indéfinissable ; l'intelligence nage dans un infini qu'il est impossible de caractériser quand on ne l'a éprouvé soi-même et qui chez quelques individus aboutit à une volupté indicible.

C'est cet engourdissement général, cette espèce de transition progressive de la vie à la mort qui émousse et abolit la sensibilité tactile générale, et permet au chirurgien d'exécuter les opérations les plus graves sans provoquer la moindre douleur.

Si l'on dépasse ce terme, la respiration devient stertoreuse, la face pâlit, les extrémités se refroidissent ; les mouvements, l'intelligence, la sensibilité sont anéantis ; la vie de relation tout entière a cessé d'être.

A un degré plus avancé encore, la respiration cesse, les battements du cœur sont rares et imperceptibles, puis complétement nuls ; la vie organique est elle-même momentanément enrayée. C'est cet état de mort apparente si rapproché de la mort réelle qu'on a si énergiquement caractérisé sous le nom de *cadavérisation*.

Excitation, engourdissement, insensibilité : telle est, en trois mots, l'action de l'éther sur l'organisme.

L'insensibilité se développe habituellement en cinq à six minutes avec un appareil convenable. Quelquefois elle ne paraît qu'au bout de douze minutes et même un quart d'heure ; souvent son développement est plus hâtif et peut survenir après quelques inspirations.

Dès que les propriétés merveilleuses de l'éther furent divulguées, la Société des médecins allemands de Paris, décida, dans la séance du 15 janvier, qu'il serait tenté des expériences sur ceux de ses membres qui voudraient bien s'y soumettre. Ces expériences qui ont été faites sur des sujets de 25 à 34 ans, tous médecins, doués d'une bonne constitution, nullement prévenus contre les résultats, et possédant l'instruction nécessaire pour analyser et communiquer leurs impressions, ont été suivies avec une rigueur vraiment scientifique. On a noté surtout avec soin l'état du pouls avant, pendant et après l'inhalation de l'éther. Les limites de ce travail ne me permettent pas de rapporter les chiffres des 19 expériences qui ont été publiées dans la *Gazette médicale*, j'ai seulement pris les moyennes. Les voici :

DURÉE moyenne de l'expérience.	Avant l'expiration, nombre par minute.		TOTAL des inspirations pendant l'inhalation.	NOMBRE des pulsations.
	des puls.	des insp.		
4 m 3 sec.	89	21	80	1re min. 119 2e min. 102

On a toujours observé au début de l'expérience un accroissement très-notable de la fréquence du pouls et de la respiration ; cet accroissement s'évanouissait progressivement jusqu'au point où les pulsations étaient presque imperceptibles (1). Ces conséquences sont l'expression de ce que l'on observe le plus généralement. M. Gerdy (2) prétend cependant que, sous l'influence de l'éther, son pouls n'a pas subi de changements appréciables ; c'est une exception qui ne diminue en rien la valeur des faits précédents.

La durée de l'éthérisme, c'est-à-dire de cet état de collapsus général qui anéantit momentanément la faculté de sentir et de se mouvoir, est aussi très-variable : tantôt elle ne se maintient que pendant quelques secondes ; on l'a vue persister pendant dix minutes ; plus habituellement elle oscille entre une et cinq minutes.

La description que je viens de faire du développement et de la disparition progressive des phénomènes de l'éthérisme, s'applique à la généralité des cas. C'est comme pour les maladies l'exposé classique : il embrasse l'ensemble des faits, mais il ne contient pas l'exposition de leurs variétés infinies, de leurs variétés cliniques si je puis ainsi dire.

L'insensibilité est constante et constitue le fait dominant de l'éthérisme. M. Vidal de Cassis est le seul qui ait constaté une sensibilité exagérée : il a vu la douleur être beaucoup plus vive chez un homme éthérisé qu'il opérait d'une varicocèle (3).

(1) *Gazette méd.*, 1847, t. II, p. 101-103.
(2) *Bulletin de l'Acad. roy. de méd.*, t. XII, p. 303.
(3) *Union médicale*, t. Iᵉʳ, p. 33.

J'ai tout lieu de croire que l'appareil dont il s'est servi était défectueux ou qu'il a été mal appliqué. Cette insensibilité peut être prolongée fort long-temps quand on cesse l'inhalation pour la repren-dre ensuite, à de courts intervalles. M. le professeur Sédillot, mon maître, a pu ainsi la prolonger pendant une heure et demie sans aucun inconvénient. In-sensiblement cet état se dissipe : les facultés abolies reparaissent dans le même ordre qu'elles s'étaient éteintes ; les mouvements se prononcent de plus en plus ; les paupières se soulèvent et les yeux sont étonnés de retrouver les objets qu'ils avaient l'ha-bitude de voir ; les idées semblent sortir une à une du chaos où les avaient plongées les vapeurs inhalées ; le pouls et la respiration reprennent leur rhythme normal ; la chaleur revient à la peau ; l'individu semble renaître. Demandez-lui ce qui vient de se passer : il vous répondra qu'il n'en sait rien ; seu-lement il vous fera part des rêves plus ou moins bizarres qui sont venus remplir les quelques mi-nutes qui viennent de s'écouler, minutes qui lui ont paru longues comme des annees.

Il y a entre la marche ascendante des effets de l'éther et l'ordre de leur disparition progressive, dit M. Blandin, « une différence que nous ne pou-vons omettre de signaler ici : les périodes se suc-cèdent parfois avec une telle rapidité chez certains individus qu'elles paraissent en quelque sorte con-fondues ensemble et qu'il est difficile de les distinguer les unes des autres. Les secondes, au contraire, se déroulent avec lenteur, dans un ordre parfaitement régulier, et pour cette raison elles se prêtent admirablement à l'étude physiologique de l'éther (1). »

On a vu les muscles se roidir tétaniquement ou se contracturer au lieu de présenter leur relâchement habituel. L'intelligence se conserve souvent, les autres fonctions étant abolies. M. Gerdy nous dit qu'il a constaté sur lui-même ce fait curieux : il maîtrisait ses mouvements et son jugement par une volonté ferme et soutenue, alors que tous ses sens lui refusaient leur concours et que sa sensibilité tactile générale était presque abolie. Je dirai avec M. Moreau, qui a aussi expérimenté sur lui-même (2), qu'il est bien difficile de rester le maître de son intelligence sous cette influence si profondément annihilante de l'éther ; le plus souvent nos idées nous échappent et notre volonté s'éteint, toutes les fois que notre être physique et matériel est anéanti.

Chez l'homme, les trois grandes facultés de la vie de relation (sensibilité, intelligence, motricité) ne s'éteignent pas dans un ordre déterminé et constamment régulier : elles peuvent être abolies simultanément ; l'insensibilité peut coïncider avec une intelligence encore libre et des mouvements

---

(1) *Bulletin de l'Acad. roy. de méd.*, t. XII, p. 508.
(2) Mém. cité.

volontaires possibles ; enfin, l'intelligence seule peut exister et les deux autres facultés être anéanties.

La mort peut-elle être le résultat de l'inhalation si l'on continue celle-ci au delà du moment où les sujets sont devenus insensibles aux excitations extérieures ? — Ce fatal événement, s'il est possible, arrive-t-il bien loin de l'époque où l'insensibilité a été absolue ?

Telles sont les deux questions que se pose M. Blandin dans sa communication à l'Académie de médecine, le 23 mars ; il résout la première affirmativement, et fixe le terme de la seconde.

Oui, en effet, on peut tuer des animaux en leur faisant pendant longtemps respirer de l'éther. M. Baillarger a produit ce résultat sur des chiens au bout de quarante-cinq minutes ; MM. Longet et Blandin l'ont aussi constaté sur des lapins. J'ai cherché à vérifier ces faits. J'ai soumis un chien aux inhalations d'éther pendant une heure quinze minutes, l'appareil étant plongé dans de l'eau à $+45°$: l'animal a été longtemps sous le poids d'un collapsus profond ; mais peu à peu, ses fonctions ont repris leur exercice normal, et le lendemain soir il était entièrement rétabli.

Je n'ai pas expérimenté sur des lapins ; ils sont peut-être beaucoup plus accessibles que les chiens à l'action de l'éther. Il m'a toujours été impossible de réaliser les résultats que M. Baillarger a signalés à l'Académie de médecine. Il est possible que les boîtes où il renfermait la tête des animaux mis en expérience ne permissent pas à l'air extérieur un assez libre accès.

M. Longet (1) fixe à 6 ou 12 minutes après le développement de l'insensibilité, le moment où la mort survient chez les lapins. Cette limite n'a pu être déterminée chez les chiens, ni heureusement chez l'homme. Tout porte à croire que pour lui, elle doit être très-reculée.

ARTICLE PREMIER.

DES VARIÉTÉS DE L'ÉTHÉRISME.

Je n'entreprendrai pas de décrire les variétés infinies que peut présenter l'éthérisme : ces variétés sont aussi nombreuses que les individus. Un fait qui m'a frappé, c'est que les expérimentateurs qui se soumettent de bon gré aux inhalations d'éther, éprouvent généralement des rêves agréables, et que les opérés que l'on éthérise pour les soustraire à la douleur, sont le plus souvent sous l'obsession d'idées pénibles, ou dans un état de nullité intellectuelle absolue. On s'explique parfaitement cette dissemblance des sensations subjectives, par l'énorme différence des dispositions de l'esprit chez les uns et chez les autres. Ce que j'avance est sujet évidemment à de nombreuses exceptions,

____

(1) Longet, *Mém. sur l'inhalation d'éther sulfurique,* p. 53.

mais s'applique, je crois, à ce que l'on observe habituellement.

L'influence de l'éther s'étend sur les trois grandes fonctions de la vie de relation, l'intelligence, les mouvements, la sensibilité. Chacune de ces fonctions peut être lésée, à l'exclusion d'une ou des deux autres.

Chacune de ces fonctions peut subir trois sortes d'altérations, elle peut être : 1° ou surexcitée, exagérée, 2° ou atténuée et progressivement abolie, 3° ou bien elle peut subir des aberrations, des perturbations plus ou moins profondes.

Il est facile de comprendre que les combinaisons de ces diverses altérations qui peuvent exister indépendantes pour chaque fonction, se refusent à toute analyse, à toute description exacte et rigoureuse.

ARTICLE II.

EFFETS DES INHALATIONS ÉTHÉRÉES SUR LES ANIMAUX.

Lorsqu'on fait respirer à des chiens de l'air chargé de vapeurs d'éther, on éprouve de leur part une vive résistance au commencement de l'expérience, mais on ne constate jamais chez eux ces efforts de toux qui sont si fréquents chez l'homme. Cela me porterait à croire que leur muqueuse pulmonaire jouit d'une sensibilité moins exquise que la nôtre.

Bientôt, ces animaux tombent sur le côté; encore

sensibles à la douleur, ils ne réagissent contre elle que par des mouvements désordonnés et sans but; ces mouvements eux-mêmes ne tardent pas à devenir impossibles et l'animal immobile ne vit que par ses fonctions végétatives. Les changements que présentent le pouls et la respiration, sont les mêmes que chez l'homme.

Le caractère essentiel de l'éthérisme chez les animaux, c'est la régularité constante de son développement, la succession uniforme et presque toujours identique de ses phénomènes. Il ne présente jamais ces variétés infinies, qu'on observe sur les malades ou les expérimentateurs qui se soumettent à l'action de l'éther.

ARTICLE III.

DIVISION DES PHÉNOMÈNES DE L'ÉTHÉRISME.

Dès les premières expériences qui ont été faites sur l'homme et les animaux, les physiologistes et les chirurgiens ont tâché de grouper d'une manière régulière et méthodique les lésions fonctionnelles qui nous révèlent les diverses phases de l'influence envahissante de l'éther.

Tous ont reconnu cette agitation passagère qui résulte du premier contact de la vapeur inhalée, tous ont admis aussi une première période d'*excitation*. C'est dans cette période qu'on observe les accès de toux, la suractivité intellectuelle, qui se traduit par la loquacité, l'hilarité, le délire, etc.

Pour M. Jobert, la seconde période correspondrait à l'*engourdissement* de la sensibilité, et la troisième à la *stupeur complète*.

M. Blandin prend aussi pour bases de sa classification les altérations successives de la sensibilité. Dans la première période, les malades sentent; ils sentent peu dans la seconde, et dans la troisième l'insensibilité est complète.

M. Longet reconnaît quatre périodes dans l'éthérisation; à chacune se rapporte l'altération spéciale d'une portion du système cérébro-spinal : 1re période : éthérisation des *lobes cérébraux* et du *cervelet;* 2e période : éthérisation de la protubérance annulaire, de la *moelle épinière* et du *bulbe rachidien*, comme agents de transmission des principes moteur et sensitif; 3e période : éthérisation de la moelle et du bulbe, comme centres du pouvoir réflexe; 4e période : éthérisation du bulbe, comme organe procréateur et coordinateur du principe des mouvements respiratoires. Cette période entraîne nécessairement la mort.

En donnant à ces périodes en quelque sorte anatomiques leur traduction physiologique, nous trouvons que M. Longet établit la disparition successive : 1° de l'intelligence et du principe *coordinateur* des mouvements; 2° des principes moteur et sensitif, et du pouvoir qu'ils ont d'être transmis;

3° du pouvoir réflexe de la moelle et du bulbe ; 4° du principe respiratoire, et par conséquent du principe *vital* (1).

Cette division est très-exacte : elle joint à la rigueur anatomique une interprétation fidèle des manifestations physiologiques ; mais elle ne peut s'appliquer qu'aux animaux, et M. Longet n'a pas eu la prétention de déterminer l'ordre et la succession des diverses phases de l'éthérisation chez l'homme. A très-peu de différences près, elle est la même que celle qu'a donnée M. Flourens (2).

Quant aux classifications de MM. Jobert et Blandin, elles peuvent s'adapter à la généralité des cas, mais elles sont loin de les embrasser tous. Les phénomènes que déterminent les inhalations d'éther présentent la plus grande variabilité dans leur ordre d'apparition ; ils s'intervertissent et se succèdent avec une capricieuse irrégularité et se refusent à toute division méthodique.

ARTICLE IV.

DES CIRCONSTANCES QUI FAVORISENT LE DÉVELOPPEMENT DE L'ÉTHÉRISME.

De ces circonstances, les unes sont 1° étrangères à l'individu, 2° les autres lui sont propres.

1° Les circonstances qui, en dehors de l'individu, influencent le plus puissamment la marche ascen-

(1) Longet, *Mém. cité*, p. 27.
(2) Flourens, *Comptes rendus de l'Ac. des sciences*, t. XXIV, p. 257.

dante de l'éthérisme, sont relatives à l'état de la température ambiante, à la nature des appareils, à la quantité et à la nature de l'éther renfermé dans leur réservoir.

Les perfectionnements nombreux et successifs qu'ont surtout apportés aux appareils à inhalation MM. Charrière et Lüer ont puissamment démontré combien la construction de ces appareils avait d'influence sur la rapidité de l'éthérisation. L'insensibilité qui, dans les premières expériences, ne pouvait être produite qu'au bout d'une demi-heure, d'une heure et même plus, peut être réalisée en quelques minutes par les appareils les plus récents. C'est leur imperfection première qui, en faussant les résultats, avait fait croire que certaines dispositions particulières pouvaient rendre certains individus réfractaires aux vapeurs d'éther ; aujourd'hui la question des idiosyncrasies est jugée.

Nous possédons tous une susceptibilité plus ou moins grande aux influences extérieures ; les variétés individuelles physiologiques se maintiennent sous l'influence des agents extérieurs. L'éther agit beaucoup plus promptement sur certaines personnes et même sur certains animaux que sur d'autres de la même espèce ; mais il agit constamment : il n'y a pas d'idiosyncrasie qui préserve l'organisme de son action. C'est dans ce sens que M. Velpeau résout la question. « Toutes ces prétendues

idiosyncrasies, dit-il, ne sont dues qu'à des éthérisations incomplètes. »

Il n'y a qu'une circonstance en dehors de l'individu qui puisse influencer le développement de l'é-
thérisme : c'est la quantité de vapeurs d'éther qui
arrive à ses poumons dans un temps donné. Or,
une quantité considérable d'éther placée dans le
réservoir de l'appareil fournit beaucoup plus de vapeurs qu'une quantité moindre. Tout appareil qui
permettra un afflux abondant de vapeur éthérée
dans les bronches, secondera singulièrement la
marche ascendante de l'éthérisation. C'est·dans
cette seule condition que se résume l'influence
exercée par le diamètre et la longueur des tubes
conducteurs, la forme de l'embouchure, la disposition des soupapes, etc. Je reviendrai du reste sur
ce sujet, à l'occasion des appareils et de la manière
de les faire fonctionner.

2° Les circonstances propres aux individus qui
font varier les manifestations de l'influence éthérée
soit dans leur ordre d'apparition, soit dans leur
durée, sont les plus nombreuses : elles ont rapport
à l'âge, au sexe, aux tempéraments, aux habitudes,
aux dispositions morales et physiques, aux éthérisations antécédentes.

C'est ainsi que l'enfant tombera promptement
dans un assoupissement complet, ainsi que l'ont
constaté MM. Guersant et Delabarre à l'hôpital des
enfants ; que la femme, dont le système nerveux si

délicat se rapproche tant de celui de l'enfant, sera facilement impressionnée ; que l'homme robuste et sanguin résistera plus longtemps que l'individu anémique ou énervé ; que le sujet adonné aux boissons alcooliques cédera plus difficilement à cette autre ivresse ; que l'individu qui se sera déjà soumis une ou plusieurs fois à l'action de l'éther, sera plus propre à ressentir son influence : ce fait a été parfaitement constaté chez les animaux par M. Gruby (*Comptes rendus*, 6 février 1847).

On peut dire d'une manière générale que l'éthérisme dure d'autant plus qu'il s'est développé plus lentement. Il n'en pourrait être autrement ; car lorsque les inhalations ont été très-prolongées, l'économie s'est imprégnée d'une bien plus grande quantité d'éther que lorsqu'elles n'ont duré que quelques instants.

ARTICLE V.

DES MOYENS PROPRES A ABRÉGER LA DURÉE DE L'ÉTHÉRISME.

L'insensibilité éthérique une fois développée, il est souvent nécessaire de la faire cesser et de rendre à l'individu l'exercice normal de ses fonctions de relation. De nombreux moyens ont été proposés pour atteindre ce but ; on peut les diviser en trois classes, suivant qu'ils sont 1.° externes, c'est-à-dire qu'ils s'appliquent sur la peau ou sur l'origine des muqueuses, 2° internes ou ingérés dans les cavités normales, 3° qu'ils consistent à enlever à l'animal une certaine quantité de sang.

1° Les excitants externes sont ou mécaniques ou électriques. J'appelle les premiers mécaniques, car leur mode d'action s'explique parfaitement par les réactions physiques. Le contact subit de l'eau froide m'a toujours paru abréger singulièrement, chez les animaux, la durée de la torpeur éthérée. C'est, je crois, le moyen le plus simple et le plus héroïque. M. Giraldès l'a vu calmer comme par enchantement un accès nerveux des plus violents, auquel était en proie un malade qu'il venait d'opérer (1). On sait que l'inspiration d'un air *frais* produit, mais beaucoup plus lentement, le même résultat. Cette action de l'air peut s'expliquer en partie par sa basse température.

M. Ducros a rapporté (*Comptes rendus de l'Acad. des sciences*) qu'un moyen infaillible devant lequel s'évanouissaient constamment toutes les manifestations du sommeil éthéré, c'était la galvanisation à l'aide d'un appareil de Clarke. Ce résultat n'a rien qui doive étonner. Le galvanisme ranime les contractions du cœur, principe de l'activité fonctionnelle de tous les organes. Ces effets ne sont-ils pas directement opposés à l'action dépressive et annihilante de l'éther?

2° Les moyens qu'on pourrait appeler internes

______

(1) Lach, *De l'éther*, thèse inaugurale, Paris, 7 août 1847, p. 98.

sont les plus nombreux. Ils peuvent être ingérés dans l'estomac ou introduits par la même surface qui a porté dans l'organisme l'agent dont on veut détruire l'effet.

Les premiers sont les excitants alcooliques. Leur mode d'action n'est pas douteux sur un homme sain. Il n'est pas encore bien établi pour les individus éthérisés. M. Guersant rapporte que M. Ribes se servait toujours de l'éther pour dissiper l'ivresse chez ses vieux invalides (1). Ce moyen était infaillible. Ce fait établit un antagonisme évident entre l'action des alcooliques et celle de l'éther. Puisque l'éther chasse les fumées du vin , pourquoi le vin ne dissiperait-il pas les effets de l'éther?

Dans l'excellente thèse que j'ai déjà citée , mon confrère, le docteur Lach, répond que les alcooliques agissent dans le même sens que l'éther; qu'ils ont comme lui une action dépressive ; qu'ils augmentent l'intensité de l'éthérisme et la débilité générale au lieu de les diminuer. Il rapporte à l'appui de son opinion l'observation d'une jeune lady qui se fit éthériser deux fois pour se faire arracher deux dents. Pendant qu'elle se rinçait la bouche et qu'elle se félicitait d'être débarrassée de son mal, elle tomba tout d'un coup en faiblesse, ses extrémités se refroidirent. On lui fit respirer des sels, *on lui fit boire un peu de vin.* Dans la première

____

(1) *Dict. de médecine,* t. XII, p. 413.

heure qui suivit , cette jeune personne était dans l'état d'un homme ivre mort. Pendant l'heure suivante , elle fut en proie à une agitation remarquable (1).

Le docteur Lach attribue au vin tous les accidents que je viens de décrire. J'observerai à mon judicieux confrère que ces accidents avaient commencé à se développer quand le vin a été ingéré, que ce vin n'a été donné qu'en très-petite quantité, et qu'on ne peut pas savoir si cet accès nerveux si soudain se serait calmé plus rapidement ou aurait duré plus longtemps si le vin n'avait pas été donné.

Dans la xivᵉ conclusion de son Mémoire, M. Longet dit « que l'ammoniaque liquide ou en vapeurs lui a toujours paru diminuer la durée des phénomènes dus à l'éthérisation, alors seulement que ceux-ci n'avaient pas encore atteint la deuxième période, c'est-à-dire alors que la protubérance annulaire n'était pas encore éthérisée (2). » L'ammoniaque agit à la fois comme un irritant sur la muqueuse olfactive et sur la surface bronchique. Cette dernière action est la plus profonde et peut-être la seule efficace. J'ai toujours abrégé la durée de l'éthérisme chez les animaux auxquels j'ai fait faire quelques inhalations d'ammoniaque affaiblie.

3° La soustraction d'une certaine quantité de

____

(1) *The Lancet*, 27 avril.
(2) Mém. cité, p. 37.

sang veineux ou artériel diminuerait singulièrement la période d'insensibilité, suivant MM. Amussat et Gruby. Il est certain que les chiens auxquels j'ai pris du sang après une inhalation extrêmement prolongée ont parfaitement guéri. Ce résultat est toujours réalisé chez l'individu qu'on éthérise pour lui faire subir une opération sanglante.

Comme complément de l'histoire purement physiologique de l'éther, je vais rapporter l'action qu'il exerce sur le tissu nerveux lorsqu'il est mis en contact direct avec lui, et les effets plus généraux qu'il produit sur l'organisme quand il est administré par la méthode rectale.

ARTICLE VI.

ACTION DIRECTE DE L'ÉTHER SULFURIQUE SUR LE TISSU NERVEUX.

M. Serres et M. Flourens ont parfaitement indiqué toutes les altérations fonctionnelles qui résultent de l'application de l'éther, sur les troncs nerveux mixtes. M. Longet, tout en confirmant leurs recherches, a mis dans l'exposition des faits observés, un ordre et une clarté qui donnent une idée très-exacte de ce qui se produit. Je ne puis mieux faire que de résumer ses conclusions.

« Trois degrés dans l'action directe de l'éther sur le tissu nerveux :

« Dans un *premier degré* de cette éthérisation directe qui apparaît au bout d'une minute et demie

environ chez les chiens et les lapins, le cordon nerveux (sciatique) quoique *absolument insensible* dans
les points indiqués, a encore le pouvoir de faire
contracter volontairement les muscles qu'il anime. »
Ces résultats sont vérifiés à l'aide des courants
électriques. M. Longet préfère toujours l'irritation
galvanique à l'irritation mécanique ; elle n'a pas
l'inconvénient grave de désorganiser la pulpe nerveuse que l'on veut faire réagir.

Le *second degré* se manifeste après une éthérisation de trois ou quatre minutes. Le nerf, restant
toujours insensible, perd sa faculté motrice volontaire, son excitabilité seule lui reste. Il possède
donc toujours cette propriété, en vertu de laquelle
il peut traduire par des contractions musculaires
indépendantes de la volonté, les irritations artificielles portées sur son tissu. Cette propriété, il la
conserve *dans tous les points de son trajet.*

Dans le *troisième degré,* cette excitabilité subit le
même sort que les autres propriétés du nerf : elle
disparaît ; plus de réaction motrice sous l'action
directe ou inverse du fluide galvanique. Le nerf a
conservé sa forme et son volume ; mais il est aussi
impuissant que s'il avait été contus, brûlé, fortement comprimé ou désorganisé par un agent chimique.

Toutes les périodes que je viens de décrire ne
sont que les diverses phases de l'action chimique
de l'éther sur le tissu nerveux. Les fibrilles les plus

superficielles seules sont d'abord atteintes et les plus profondes sont encore intactes. Peu à peu le fluide s'insinue jusqu'au centre du cordon qu'il environne, et bientôt le nerf est mort dans toute son épaisseur. Je chercherai dans le chapitre suivant à apprécier quels sont les changements de structure qu'il a subis.

ARTICLE VII.

ACTION DE L'ÉTHER ADMINISTRÉ PAR LA MÉTHODE RECTALE.

Il paraîtrait que c'est à M. Roux que l'on doit la première idée des injections d'éther dans le rectum pour anéantir la sensibilité. Le 19 février, le docteur S. Vicente y Iedo, médecin de l'hôpital général de Madrid (1), constata sur des lapins le fait que M. Roux avait annoncé. L'Académie de médecine reçut le 16 mars la première communication des expériences de M. le docteur Marc Dupuy sur le même sujet (2). A peu près à la même époque, M. Pirogoff, professeur de clinique chirurgicale à Saint-Pétersbourg, employait le même moyen chez les malades qu'il voulait insensibiliser avant de les opérer.

Les conclusions de l'expérimentateur espagnol sont : 1° Que l'éther injecté dans le rectum a pu anéantir la sensibilité, mais qu'il en a fallu des doses énormes.

(1) *La Facultad*, n° 10, p. 156.
(2) *Bulletin de l'Acad. de méd.*, t. XII, p. 468.

2° Que l'insensibilité s'est prolongée une heure et plus, que la respiration a été affaiblie au point de faire croire que les animaux allaient mourir, et qu'une véritable asphyxie a été produite comme l'a démontré l'état du sang.

3° Que l'éthérisme par inhalation a eu lieu après quelques inspirations, alors qu'il avait fallu quatre à cinq minutes pour que l'éther injecté dans le rectum en développât les phénomènes au même degré.

4° Que l'inflammation du gros intestin a été très-prononcée.

M. Vicente y Iedo ne se passionnait pas pour une idée parce que cette idée était la sienne, il priait les chirurgiens d'expérimenter le nouveau mode d'administration de l'éther, et leur recommandait une prudente réserve dans son emploi.

Le prétendant à la priorité des injections rectales, le docteur Marc Dupuy n'a pas usé envers le docteur Vicente de la même modération, et n'a pas craint de trancher vigoureusement ses conclusions. Et d'abord, le plus grand tort du médecin espagnol, c'est d'avoir injecté le premier de l'éther dans le rectum et de ne pas l'avoir mêlé à son poids d'eau, en d'autres termes, de n'avoir pas imité la modification de M. Marc Dupuy, qui n'était pas encore éclose, du reste.

Les autres conclusions sont que l'insensibilité peut se développer, que l'injection d'éther dans le rectum ne peut pas produire l'asphyxie, et qu'elle n'*enflamme pas la partie inférieure du gros intestin*. Des expériences de M. Aubanel, de Marseille, citées par M. Marc Dupuy, il résulte que l'éthérisme par le rectum se développe à peu près dans le même temps que par le poumon, c'est-à-dire, en trois à six minutes, mais il est beaucoup plus long à se dissiper et dure le plus souvent de vingt à vingt-cinq minutes. Une ou deux minutes après que l'intestin renferme le mélange d'éther et d'eau, la respiration prend une forte odeur du liquide injecté et les glandes salivaires sécrètent avec énergie. M. Aubanel n'a vu que de faibles accidents signaler l'emploi de la méthode rectale. Il la croit en tout semblable à la méthode pulmonaire ; l'une et l'autre ont produit des effets identiques sur deux chiens.

M. Pirogoff, de Saint-Pétersbourg, a aussi modifié l'injection d'éther dans le rectum, pour obvier au ballonnement énorme qui suivait toujours l'introduction de l'éther liquide ; il a porté dans l'intestin la vapeur toute formée. Il n'a eu qu'à se louer du résultat chez ses opérés, sur lesquels il a expérimenté en grand. Il a été moins heureux dans ses vivisections ; sur neuf expériences où les animaux n'ont subi aucune mutilation, trois sont morts. L'éther avait été injecté communément à la dose de 1 à 2 gros (1).

---

(1) Pirogoff, *Recherches prat. et physiol. sur l'éthérisation*. Saint-Pétersbourg, 1847, in-8.

J'apprécierai les indications de la méthode rectale, et je discuterai ses avantages et ses inconvénients par rapport à la méthode pulmonaire, quand je parlerai de l'action thérapeutique de l'éther.

ARTICLE VIII.

ACTION DE L'ÉTHER INGÉRÉ DANS L'ESTOMAC.

Pour être complet, j'esquisserai à grands traits l'action de l'éther lorsqu'il est administré à l'intérieur : « Il détermine dans la bouche d'abord, et ensuite dans tout le trajet du pharynx et de l'œsophage, une chaleur plus ou moins brûlante, qui se répand bientôt sur la surface de l'estomac, puis dans toute la région abdominale, et s'accompagne d'un dégagement de gaz par la bouche et quelquefois par l'anus. Cette éructation manifeste qui part du centre épigastrique s'irradie instantanément vers la tête et les extrémités, en répandant une douce chaleur dans toutes les cavités et le trajet des membres. A cette première impression succède un sentiment *de bien-être et d'hilarité* qui, pour le plus grand nombre des individus, a quelque analogie d'abord avec les effets que produisent les liqueurs spiritueuses et qui bientôt est suivi d'un calme au moins momentané de toutes les douleurs et même d'un sommeil quelquefois très-profond. La *stimulation* diffusible de l'éther ne détermine *cependant pas constamment* chez tous les individus cette *sédation consécutive* qu'on observe chez le plus grand nombre. Son action se rapproche sous ce rapport, de la manière d'agir de l'opium, qui est toujours excitant pour certaines idiosynchrasies(1). » On est frappé des nombreux rapports qui existent entre les phénomènes que produisent les inhalations d'éther et ceux qui résultent de son ingestion dans l'estomac.

Je ne parle pas ici de l'action de l'éther appliqué directement sur la peau : elle est uniquement réfrigérante, une très-faible quantité du liquide étant absorbée.

CHAPITRE II.

LÉSIONS ANATOMIQUES DES ANIMAUX MORTS SOUS L'ACTION DE L'ÉTHER.

Appareil respiratoire. — La muqueuse du larynx, de la trachée et des bronches, est le plus souvent finement arborisée. Les petits rameaux bronchiques sont encombrés de mucosités ; les poumons sont à l'extérieur d'une couleur rouge cerise, interrompue par des taches ecchymotiques sous-pleurales plus foncées. Ils sont encore moelleux, crépitants et surnagent l'eau. Leur coupe offre la même coloration que leur surface et laisse écouler par la pression un liquide rouge et spumeux.

____

(1) Guersant, *Dict. de médecine*, t. XII, p. 409.

Appareil circulatoire. — Cavités droites du cœur énormément dilatées par du sang noir et liquide ; cavités gauches rétrécies, à parois denses et épaisses ; veines caves distendues par du sang de même nature que celui du cœur (1).

Système nerveux. — Les vaisseaux de la dure-mère fournissent beaucoup de sang noir ; la pie-mère est très-fortement injectée, surtout à la base du cerveau et au niveau de la face inférieure du mésocéphale. Le liquide céphalo-rachidien paraît avoir diminué de quantité.

La substance cérébrale est dense, consistante, souvent piquetée.

La moelle épinière présente absolument les mêmes lésions que le cerveau dans ses membranes et sa substance.

Appareil digestif. — Le foie, la rate, les reins, sont gorgés d'un sang noir et liquide qui inonde immédiatement les sections que l'on pratique dans leur parenchyme.

Le tube digestif présente quelquefois des arborisations légères.

Telles sont les altérations pathologiques qu'on

(1) On a trouvé une rupture du diaphragme et de l'origine de l'aorte sur un cheval tombé mort subitement après une à deux minutes d'inhalation de vapeur d'éther. L'auteur de cette expérience fait observer que cette lésion n'a pu être attribuée à la chute du cheval : elle a eu lieu sur un lit de paille (*the Lancet*, 3 avril 1847). Il n'indique pas d'altérations pathologiques ; mais il est plus que probable que l'animal était très-vieux, que ses parois vasculaires et ses fibres musculaires avaient une friabilité anormale.

observe toujours chez les animaux qui succombent sous l'action de l'éther, et qu'on a en partie constatées sur deux malades qui sont morts probablement par la même cause, entre les mains de M. Jobert. Elles sont constantes et ont été identiquement décrites par MM. Amussat, Blandin, Longet, Flourens, etc. (1).

CHAPITRE III.

ACTION DE L'ÉTHER SUR LES ORGANES EN PARTICULIER.

Maintenant que j'ai parcouru l'ensemble des lésions fonctionnelles qui sont le résultat le plus général des inhalations d'éther, je vais poursuivre l'action plus intime de cet agent sur les organes en particulier, et tâcher de suivre pas à pas les réactions *anatomo-physiologiques* qu'il y détermine.

J'examinerai successivement l'action de l'éther : 1° sur le système nerveux ; 2° sur les grands appareils de la circulation et de l'hématose ; 3° sur la calorification ; 4° sur les sécrétions ; 5° sur les organes locomoteurs.

(1) Je ne parle pas ici des altérations anatomiques qu'ont pu présenter les individus que l'on a dit tués par les inhalations d'éther ; d'abord, parce que les lésions observées ont toujours été plus ou moins confondues avec celles qui étaient propres à la maladie concomitante, et puis parce que ces faits eux-mêmes ne sont pas dégagés de toute obscurité. Ils sont au nombre de sept ; je les discuterai dans la troisième partie.

ARTICLE PREMIER.

ACTION DE L'ÉTHER SUR LE SYSTÈME NERVEUX.

Les dissemblances nombreuses qui séparent le système nerveux de la vie de relation, du système nerveux ganglionnaire, deviennent encore plus tranchées sous l'influence de l'éther. Je décrirai donc successivement les effets de cet agent, 1° sur le système cérébro-spinal; 2° sur le cercle du grand sympathique.

§ Ier. — Action de l'éther sur le système nerveux de la vie de relation.

1° *Cerveau et cervelet.* — Les chiens que l'on soumet aux inhalations d'éther *s'agitent* d'abord, puis bientôt ils *s'engourdissent*, tombent sur le côté et semblent étrangers au monde extérieur. Si alors on les pince ou si chez eux on provoque de la douleur d'une manière quelconque, ils s'agitent, ils peuvent même crier, mais sans *s'éveiller*, pour réagir d'une manière *efficace et volontaire* contre les violences extérieures (Longet).

Il y a donc chez eux perte de ce principe qui dirige et coordonne les mouvements; abolition de cette force qui maintient la volonté et qui lui donne un but, qui rend la résistance utile en éloignant de l'individu les objets qui la déterminent.

En deux mots, c'est la coordination des mouvements et l'intelligence qui sont abolies. En présence de ces deux lésions fonctionnelles les expériences de la physiologie moderne nous permettent d'établir que c'est le cervelet et le cerveau qui ont été frappés d'impuissance.

A l'aide des vivisections, MM. Flourens et Longet ont en effet reproduit artificiellement la première période de l'éthérisation et confirmé les faits précédents. Ils ont enlevé à des chiens les lobes cérébraux, les couches optiques, les corps striés, les tubercules quadrijumeaux et le cervelet, ne laissant dans le crâne que la protubérance annulaire et le bulbe; ils ont vu des animaux ainsi mutilés tomber dans un coma profond, s'agiter vivement sous l'influence des irritations extérieures; mais ces *mouvements* provoqués par une *sensation* pénible n'étaient pas exprimés et coordonnés de manière à éviter l'impression qui les déterminait, ils n'étaient pas intelligents si l'on peut ainsi dire.

Je suis loin d'admettre qu'un animal auquel on a enlevé la plus grande partie du centre cérébral soit identiquement dans les mêmes conditions que celui qui n'a subi que l'influence de quelques inhalations d'éther. Seulement l'analogie remarquable des phénomènes produits dans les deux cas me semble autoriser plus que suffisamment leur comparaison et leur rapprochement.

La production rapide des phénomènes de l'éthérisation rend souvent difficile à saisir leur ordre de succession. Chez les animaux cependant, *l'incer-*

titude des mouvements précède toujours la perte de la faculté de vouloir et de comprendre. L'action du cervelet me paraît donc s'éteindre en général avant celle du cerveau.

2° *Action sur la protubérance annulaire*. — Si l'on continue l'éthérisation sur un animal dont les réactions contre la douleur ne sont plus qu'*instinctives*, la sensibilité s'éteint progressivement et bientôt la motricité s'anéantit.

Le point auquel doivent converger toutes les impressions tactiles, leur centre perceptif est *circonscrit* à la protubérance annulaire. Ce fait acquis à la physiologie est d'ailleurs parfaitement démontré par les expériences déjà citées de MM. Longet et Flourens qui prouvent que le cerveau et le cervelet perdent leurs fonctions plutôt que les autres parties de l'encéphale.

Il est difficile d'assigner une priorité rigoureuse aux lésions fonctionnelles de la protubérance ou à celles de la moelle épinière dans leur ordre d'apparition. Comme la sensibilité disparaît ordinairement avant le principe des mouvements, je crois que l'extinction des fonctions du mésocéphale précède habituellement l'extinction des fonctions de la moelle.

Si donc on fait respirer de l'éther à un animal privé de lobes cérébraux et de cervelet, la protubérance annulaire en ressentira d'abord les effets, et chaque inhalation éthérée aura le même résultat qu'une ablation progressive de cet organe, qui aboutirait à sa suppression complète.

Mais la protubérance annulaire fait exception à la loi commune des autres parties du système nerveux; elle jouit d'une double propriété : d'abord c'est en elle que les impressions périphériques que reçoivent les extrémités nerveuses, et que transmettent les cordons nerveux et les piliers postérieurs de la moelle, se transforment en perceptions; de plus elle possède une sensibilité propre, intrinsèque, analogue à celle de la partie postérieure du bulbe, des tubercules quadrijumeaux à une profondeur déterminée, des faisceaux postérieurs de la moelle, etc.

Or, sous l'influence des inhalations éthérées, la protubérance perd sa sensibilité spéciale et sa propriété d'être le centre perceptif des impressions tactiles; et, chose remarquable, à mesure que les effets de l'éther se dissipent, la protubérance recouvre son rôle de centre perceptif des impressions tactiles avant de redevenir elle-même organe sensible.

En résumé, la période qui correspond à l'éthérisation de la protubérance annulaire est la période d'insensibilité absolue; c'est, comme l'a très-bien dit M. Blandin, la période réellement chirurgicale : c'est alors que les opérations peuvent être pratiquées sans douleur.

Cette éthérisation successive des lobes cérébraux et du mésocéphale, indépendante pour chacune de ces portions du cerveau, aurait pour M. Longet une très-grande importance ; elle expliquerait un fait très-curieux que présentent un grand nombre d'opérés. Il arrive souvent qu'un malade qu'on éthérise afin de lui faire subir une opération, s'agite violemment sous le couteau du chirurgien, crie et se débat comme s'il était en proie à une douleur très-vive ; l'opération terminée, il affirme qu'il n'a rien senti. Cet individu a-t-il souffert ?

Oui, dit M. Longet, seulement il a perdu le souvenir de sa douleur. Le mésocéphale est le *centre perceptif* des impressions tactiles. Les lobes cérébraux ont pour fonctions de *raisonner, d'intellectiser,* pour ainsi dire, l'impression brute et directe perçue par la protubérance annulaire ; or cette impression brute suffit pour produire la douleur.

On a opposé à M. Longet l'impossibilité de deux centres perceptifs, si bien formulée par ces paroles d'un illustre naturaliste : l'homme est *une* intelligence servie par des organes. Percevoir et avoir conscience sont deux mots presque synonymes : on ne peut pas dire que nos yeux voient, que nos oreilles entendent, que nos fosses nasales odorent ; mais nous voyons par les yeux, nous entendons par les oreilles, nous odorons par les fosses nasales. Il serait tout aussi inexact d'avancer que *la protubérance annulaire sent ; nous sentons* par la protubérance annulaire. Les manifestations de l'organisme sont aussi nombreuses que les parties matérielles qui le constituent ; toutes aboutissent cependant à l'unité, au centre sentant, pensant et voulant, au moi. Si l'individu *sent,* il a *conscience ;* s'il a conscience, *il peut souffrir.*

La mémoire est *la conscience* d'un fait, perpétuée, prolongée, rendant en quelque sorte ce fait présent à l'esprit ; on ne peut le nier. Or, si vous avez eu conscience d'une douleur vive, d'un fait aussi capital qu'une opération pratiquée, comment en quelques secondes cette conscience aura-t-elle disparu ? Vous ne pouvez pas échapper à ce dilemme : si l'individu a souffert il a *perçu* la douleur, il en a eu conscience ; pour avoir conscience, il a dû exécuter un certain travail intellectuel ; ses lobes cérébraux *devaient* dont être encore en activité ; ce n'est donc pas au mésocéphale *seul* qu'il faut accorder la propriété de percevoir les sensations. Si l'individu n'a point souffert, vous avez tort de rapporter à l'impression de la douleur les mouvements désordonnés et les cris dont vous êtes le témoin. Telles sont en résumé les principales objections qu'ont adressées à M. Longet les auteurs d'un mémoire anonyme sur l'éther. — Si les expériences de M. Longet sont catégoriques, ces objections sont capitales ; les fonctions du mésocéphale sont trop peu connues pour qu'on puisse résoudre définitivement la question. G. Cuvier, Desmoulins, MM. Flourens (1), Serres, Gerdy, J. Muller,

____

(1) *Recherches expérimentales sur le système nerveux.* Paris, 1842, in-8.

Longet ont tous eu des idées différentes sur les véritables fonctions de la protubérance annulaire. Comment trancher les dissidences qui séparent tant d'illustres physiologistes sur un fait qui résumerait à lui seul le sujet du litige?

3° *Action sur la moelle épinière.* — La dénudation facile de la moelle, l'isolement naturel des racines nerveuses à leur origine, les réactions si tranchées qui résultent de leur section ou de leur irritation mécanique ou galvanique donnent aux expériences tentées sur ce prolongement cérébral une rigueur et une portée qui seraient bien désirables pour les parties centrales de l'encéphale.

Outre les altérations de la sensibilité périphérique et du mouvement, la moelle épinière présente des lésions de son principe spécial, de cette force propre que Marshall-Hall appelait principe excito-moteur et que les physiologistes modernes ont désignée sous le nom d'action réflexe.

Toutes les fois qu'on exerce à la surface de la peau ou d'une muqueuse une excitation vive ou une lésion mécanique quelconque, on provoque une douleur plus ou moins intense, annoncée chez les animaux par des cris ou des mouvements, et cependant les fibres nerveuses périphériques ont été seules affectées; aptes à recevoir les impressions, elles sont impropres à susciter le principe moteur dont la marche est centrifuge et dont l'origine est à la moelle. Si donc il y a eu des mouvements déterminés, c'est que l'impression produite a parcouru les fibres sensitives jusqu'à leur source, aux faisceaux postérieurs de la moelle épinière où elle s'est *réfléchie* sur les fibres motrices. S'il est vrai que l'éthérisation de la protubérance annulaire anéantisse la sensibilité générale, elle rend impossible l'action réflexe, car elle lui enlève son élément premier et nécessaire, l'impression. Point d'impression sentie, point d'impression réfléchie.

L'action de l'éther sur les racines nerveuses et les faisceaux de la moelle, a été rigoureusement précisée par les vivisections de MM. Flourens et Longet. Dans la séance du 1ᵉʳ février, M. Flourens communiqua à l'Académie des sciences, les expériences suivantes :

Trois chiens et un lapin sont complétement éthérisés; leur moelle épinière est découverte dans la région dorsale, et les racines nerveuses sont isolées.

Les racines postérieures ou sensitives coupées ou irritées n'éveillent pas le moindre signe de douleur. Les racines antérieures ou motrices soumises aux mêmes irritations suscitent encore quelques mouvements, mais ce reste d'action s'évanouit après quelques nouvelles inspirations d'éther. Les faisceaux antérieurs et postérieurs de la moelle présentent absolument les mêmes lésions que les fibres qui s'y insèrent; de là, il est facile de conclure: 1° Que l'éther abolit le principe de la sensibilité et celui du mouvement dans les racines nerveuses et les faisceaux de la moelle ; 2° que l'abolition de la sensibilité précède toujours celle de la motricité.

Pour réveiller la sensibilité et provoquer des mouvements, M. Flourens s'était borné à irriter mécaniquement les parties nerveuses qu'il avait isolées. M. Longet a vu que sur un animal entièrement insensibilisé, les irritations mécaniques finissaient par être impuissantes sur les fibres motrices ; tandis que le galvanisme pouvait encore réveiller de vives contractions. M. Pirogoff a fortement insisté sur ce fait, qu'il a toujours constaté.

Non-seulement les rhéophores d'une pile appliqués sur la substance nerveuse suscitent les réactions de la motricité, mais encore la relation qui existe normalement entre le sens du courant électrique et les contractions musculaires dues à ce courant ne cesse pas de se maintenir. MM. Longet et Matteucci se sont assurés que : « Les faisceaux antérieurs de la moelle et les racines spinales antérieures exclusivement motrices, continuaient d'exciter des contractions musculaires, seulement au commencement du courant inverse et à l'interruption du courant direct, tandis que les nerfs mixtes (nerfs des membres, etc.) dont l'action est à la fois centrifuge et centripète, ne les faisaient apparaître qu'au commencement du courant direct et à l'interruption du courant inverse. »

Il serait possible que cette persistance de la

contractilité sous l'action du galvanisme, tînt beaucoup plus à la conductibilité des cordons nerveux qu'à la conservation de leurs fonctions. On ne peut nier cependant, que l'éther n'imprime à la fibre nerveuse, des propriétés particulières, car les contractions réveillées par le galvanisme sont moins durables chez un animal mort éthérisé, que chez un animal mort de toute autre manière, par la section du bulbe, par exemple (Longet, *Mém. cité*).

L'anéantissement progressif des fonctions de relation sous l'action des inhalations éthérées, avait été comparé par quelques observateurs, à une véritable mort partielle, successive, incomplète, et momentanée. Ce rapprochement n'est pas exact.

Lorsqu'un animal meurt, dit M. Longet, il y a concentration de la sensibilité périphérique dans le centre cérébral ; en d'autres termes, les ramuscules, les cordons et les troncs nerveux, puis les faisceaux postérieurs de la moelle épinière, perdent successivement leurs fonctions, et enfin l'on ne trouve de sensibilité que dans quelques parties de l'encéphale. Chez les animaux éthérisés, l'insensibilité absolue se rencontre *tout aussi bien* dans les parties centrales que dans les parties périphériques du système nerveux. M. Flourens va plus loin : il établit que l'extinction fonctionnelle de l'innervation commence par l'appareil cérébro-spinal, et se propage de proche en proche à ses épanouissements terminaux.

4° *Action sur la moelle allongée.* —L'éthérisation des lobes cérébraux, du cervelet, de la protubérance annulaire et de la moelle épinière, a successivement soustrait à l'animal son intelligence, ses mouvements et sa sensibilité; elle a éteint sa vie de relation tout entière, et cependant cet animal vit encore, cependant il respire. Par quelle mystérieuse exception les puissances inspiratrices se trouvent-elles préservées de cette inertie absolue qui frappe tous les muscles de l'économie?

Les expériences de M. Flourens nous donnent la solution du problème. L'animal ne meurt pas, parce que le principe des mouvements respiratoires, le siége de la vie, la moelle allongée, en un mot, reste encore intacte. On peut juger de l'importance que M. Flourens attribue à cette persistance fonctionnelle du bulbe, par ces paroles qu'il jette au commencement de son Mémoire : « Le grand objet qui m'occupe ici, est la détermination de la survie singulière de l'action de la moelle allongée à l'action de la moelle épinière. La découverte de cette admirable survie, est ma découverte nouvelle. » (*Comptes rendus de l'Acad. des sciences,* 22 février 1847.)

Il rapporte trois expériences tentées sur des chiens; ses résultats sont résumés par ce fait capital : que l'irritation mécanique de la moelle allongée provoque des contractions violentes des muscles du cou, alors qu'on ne peut plus recueillir aucune réaction sur la moelle et les racines nerveuses qu'elle fournit.

Dans la séance du 8 mars, M. Flourens communique à l'Académie des sciences trois nouvelles expériences desquelles il résulte : 1° Que l'éthérisation complète de la moelle allongée, qui toujours survient plus tard que celle de la moelle épinière, entraîne inévitablement la mort ; 2° que cette éthérisation produit le même effet que la section du nœud vital. Ces conclusions sont en tout conformes à celles de M. Longet.

L'éther constitue donc un moyen puissant d'analyse qui, sans opération sanglante préalable, permet au physiologiste d'isoler le siége de la sensibilité générale, du siége de l'intelligence et de la volonté, de dégager la force première, la force simple et une, la force vitale du système nerveux.

Nous sommes maintenant naturellement conduits à nous demander pourquoi les lobes cérébraux sont les premiers à perdre leurs fonctions, pourquoi la moelle allongée résiste plus que les autres parties du système nerveux à l'action stupéfiante de l'éther.

Ici, comme toutes les fois qu'on veut pénétrer dans l'intimité du mécanisme de la vie, et poursuivre ses réactions dans le conflit des molécules organisées, l'expérimentation directe sur les animaux nous paraît grossière, et les déductions que l'intelligence tire des analogies deviennent insuffisantes ou erronées. La physiologie moderne s'est enrichie de deux nouveaux moyens d'observation qui lui ont déjà dévoilé bien des mystères, je veux parler du microscope et des réactifs chimiques.

Deux habiles micrographes allemands, MM. Pappenheim et Good, ont étudié les changements microscopiques qu'éprouve la fibre nerveuse sous l'influence de l'éther : D'abord la gaîne cellulaire des fibrilles primitives se détache, et l'on voit apparaître les fibres à double contour. Bientôt la médulle que contient le névrilemme se coagule et prend un aspect grumeux. Cet état correspond à une abolition fonctionnelle complète de la fibre.

Ces lésions de structure sont plus ou moins tranchées ou plus ou moins rapides, suivant : 1° La quantité d'éther apportée par un plus ou moins grand nombre de vaisseaux sanguins ; 2° la consistance de la gaîne et de la fibre primitive ; 3° la liquidité et la nature chimique du contenu nerveux.

Ces deux dernières conclusions sont surtout importantes, car elles nous apprennent pourquoi les fibres nerveuses des hémisphères cérébraux du cervelet, qui sont beaucoup plus délicates que celles de la moelle épinière et du bulbe, subissent avant ces dernières l'influence de l'éther inhalé.

Cette explication s'adapte parfaitement à la marche de l'éthérisation si constante et si régulière chez les animaux.

Elle ne saurait s'appliquer à l'homme; chez lui l'éther abolit tantôt la sensibilité seulement, et les mouvements persistent; d'autres fois, ces mouvements sont anéantis, et l'intelligence se maintient, etc., etc. Or, si les vapeurs inhalées atteignent toujours, et tout d'abord les fibres nerveuses les plus délicates, pourrait-on admettre que ces fibres sont tantôt celles des hémisphères, tantôt celles de la moelle ou du bulbe?

Désireux d'éclaircir la question, j'ai plusieurs fois examiné comparativement au microscope la substance cérébrale d'un chien éthérisé et celle d'un animal qui avait été tué mécaniquement. Je n'ai pu saisir la moindre différence dans l'aspect des fibres élémentaires, et cependant je me servais d'un excellent instrument de M. G. Oberhæuser; il était muni du petit appareil de M. F. Dujardin, à l'aide duquel les objets se dessinent si fidèlement et avec une si nette pureté de contours.

En résumé, les effets des inhalations éthérées sur le système nerveux de la vie de relation peuvent être ramenés aux conclusions générales suivantes :

CONCLUSIONS.

I. Chez les animaux, l'éther abolit successivement les fonctions du cerveau et du cervelet, de la protubérance annulaire, de la moelle épinière et de la moelle allongée.

II. L'éther enlève à la moelle épinière son pouvoir transmissif d'abord, puis son action réflexe. Il anéantit *toujours* la sensibilité avant la motricité.

III. La période d'insensibilité absolue correspond à l'éthérisation de la protubérance annulaire.

IV. L'action du bulbe survit longtemps à celle des autres parties du système cérébro-spinal.

V. L'éthérisation continuée amène la cessation de la respiration, des battements du cœur, et la mort. On ne peut mieux alors comparer ses effets qu'à ceux qui résultent de la section du nœud vital.

VI. Le cerveau et le cervelet *subissent peut-être* les premiers l'influence de l'éther, parce que leurs fibres primitives sont plus délicates que celles de la moelle épinière et du bulbe.

§ II. — Action des inhalations éthérées sur le système nerveux de la vie organique.

Si les expérimentateurs ont multiplié leurs vivisections pour découvrir le mode d'action des inhalations d'éther sur le système nerveux de la vie de relation, bien peu ont cherché à constater l'influence qu'elles exerçaient sur le système nerveux ganglionnaire. Les difficultés nombreuses qu'on éprouve pour isoler les diverses parties du cercle nerveux de la vie organique, l'incertitude profonde qui règne sur ses fonctions, les réactions toujours obscures qu'il fournit sous l'influence des irritations extérieures, expliquent en partie cette apparente indifférence.

Les expériences sur les animaux nous font défaut, mais l'application des inhalations d'éther à l'art obstétrical nous fournit des résultats intéressants, sinon tout à fait concluants. Elle n'a d'intérêt au point de vue physiologique qu'autant que l'on regarde l'utérus comme animé seulement par les rameaux du grand sympathique. Cette opinion est celle de M. Longet, elle est contraire à celle de Wolkmann, Bidler, Kolliker, etc., qui, dans leurs expériences sur les contractions simples et les actions réflexes rhythmiques du cœur, des intestins, ont placé l'utérus sous la double influence ganglionnaire et spinale.

L'utérus, inerte dans l'état de vacuité, réveille au moment de l'accouchement, sa vitalité jusqu'alors latente, et suscite des sympathies dont on n'a pu pénétrer encore le mystérieux mécanisme. Il vit d'une vie nouvelle et inconnue. Reste-t-il alors sous la seule influence du système nerveux ganglionnaire? Ces considérations réduisent de beaucoup, pour la physiologie du système ganglionnaire, la valeur qu'on pourrait attribuer aux résultats fournis par l'action de l'éther sur l'utérus, au moment où celui-ci se débarrasse du produit de la conception.

M. P. Dubois a lu à l'Académie de médecine deux Mémoires dans lesquels il rend compte des résultats que lui ont fournis les inhalations éthérées dans des accouchements laborieux (1). Les conclusions de son travail sont : 1° Que les douleurs si vives de l'enfantement sont entièrement abolies; 2° que les contractions utérines ne cessent pas de s'exercer avec vigueur; 3° que les muscles abdominaux conservent leurs contractions expultrices, et que ceux du périnée sont au contraire dans le plus grand relâchement. Ce relâchement a été porté au point que P. Dubois a vu un enfant de 8 livres traverser la vulve d'une primipare, sans provoquer la moindre déchirure.

Dans un Mémoire remarquable, publié sur ce même sujet, le docteur Simpson, professeur d'accouchements à l'université d'Édimbourg, était arrivé aux mêmes conclusions que M. P. Dubois. Depuis, leur légitimité a été confirmée par les communications nombreuses que les accoucheurs ont adressées à l'Académie de médecine ou à l'Institut.

Le plus souvent on a constaté que l'utérus perdait sa sensibilité et conservait ses mouvements. Cette apparente anomalie pourrait jusqu'à un certain point admettre l'explication. Toute sensation tactile, quel que soit le lieu où elle se produit, doit, *pour être perçue*, aboutir à la protubérance annulaire, *son centre perceptif*. Si l'utérus souffre, c'est que les impressions dont il est le siége sont portées jusqu'à l'encéphale. La seule route anatomique qui puisse

______

(1) *Bulletin de l'Académie royale de médecine*, t. XII, p. 400.

les y conduire est constituée par le cordon tri-splanchnique et ses communications médiates avec le cerveau par l'intermédiaire des ganglions. En d'autres termes, on peut dire que si l'utérus partage la modalité fonctionnelle des autres organes de la vie végétative, il peut parfaitement trouver dans le grand sympathique la source de son principe moteur ; mais il ne doit qu'à ses connexions médiates avec le cerveau la propriété de souffrir.

De là il résulte : 1° Que la sensibilité utérine qui ne peut exister qu'à la condition du libre exercice de la protubérance annulaire, s'éteint en même temps que l'activité de son centre perceptif ; 2° que les contractions de l'utérus dont l'excitant peut résider dans l'organe lui-même ou émaner du grand sympathique, résistent plus longtemps à l'action de l'éther.

M. Mandl a vu les mouvements péristaltiques des intestins s'éteindre chez un animal éthérisé, et se ranimer après que l'animal eut été tué par la section du bulbe, d'où il conclut que le système ganglionnaire peut tomber dans l'inertie sous l'influence de l'éther, et qu'il est tout à fait indépendant de la moelle allongée.

Des faits précédents il résulterait : 1° Que l'éther exerce une action partielle sur le système nerveux de la vie végétative, puisqu'il en détruit la sensibilité (action sur l'utérus) ; 2° qu'il peut aussi anéantir les mouvements péristaltiques des intestins (expérience de M. Mandl); 3° enfin, dans la deuxième conclusion de son Mémoire, M. Longet déclare « que les fonctions du système nerveux ganglionnaire paraissent être *surexcitées* ; ce système paraît devenir une sorte de *diverticulum* pour la force nerveuse, qui momentanément a abandonné le système cérébro-spinal. »

En présence de conclusions si contradictoires, l'incertitude et le doute seraient seuls permis. Les recherches de M. le professeur Sieboldt, de Gœttingue, la communication de M. Bouvier à l'Académie de médecine, et quelques observations de taille ou de lithotritie vont nous permettre quelques réflexions et nous autoriser peut-être à des déductions mieux fondées.

On sait avec quelle prudence et quelle réserve MM. P. Dubois, Simpson, Chailly-Honoré et Stoltz, de Strasbourg, ont appliqué à l'obstétrique les inhalations d'éther ; il en est résulté qu'ils ont éthérisé leurs malades tout au plus comme on éthérise les individus que l'on veut soumettre à une opération chirurgicale, et qu'ils ont toujours constaté la persistance ou même l'exaltation des contractions utérines.

Lorsque M. Bouvier communiqua à l'Académie de médecine (1) un fait dans lequel l'éther avait anéanti la force expultrice de l'utérus, il trouva de nombreux contradicteurs, et son observation fut

____

(1) Bouvier, *Bulletin de l'Acad. royale de médecine*, 1847, t. XII, p. 461.

rangée parmi les exceptions. Les recherches du professeur Sieboldt (1) lui rendent toute sa valeur.

M. Sieboldt s'est d'abord assuré sur des élèves sages-femmes de l'innocuité des vapeurs d'éther inhalées ; il les a ensuite hardiment administrées à des femmes enceintes, et, encouragé par les résultats de ces deux premières expériences, il n'a pas balancé à éthériser vigoureusement des femmes en travail.

Il a vu bien des cas où les contractions de l'utérus, d'abord plus énergiques, finissaient ensuite par *se ralentir et par s'éteindre*. De ces faits il nous semble résulter : que l'utérus présente sous l'action de l'éther la même série de lésions fonctionnelles : que les autres organes : qu'il est d'abord surexcité, et qu'ensuite il tombe dans l'inertie; que MM. P. Dubois, Simpson, Stoltz n'ont produit chez les femmes qu'ils ont éthérisées que la première période de l'éthérisation, et que M. Bouvier avait amené chez sa malade un éthérisme complet.

Rapprochons des conclusions de M. Sieboldt quelques autres faits, et nous pourrons, ce me semble, arriver peut-être à une connaissance plus exacte de l'éthérisation du système ganglionnaire.

Dans certains cas de taille, on a constaté que la vessie revenait fortement sur elle-même au début

______

(1) Sieboldt, *Comptes-rendus de l'Université de Gœttingue.*

de l'action de l'éther ; — on l'a vue au contraire garder complétement l'urine, ou retomber inerte sur les instruments lithotriteurs lorsque l'éthérisme était complet. Enfin, M. Lach rapporte l'exemple d'un étudiant en droit qui présenta des émissions involontaires d'urine. Elles étaient probablement dues à la paralysie du col vésical, l'éthérisme était complet.

Ces faits rapprochés de l'expérience de M. Mandl m'autorisent, je crois, à conclure que le système nerveux ganglionnaire peut être éthérisé comme le système nerveux de la vie de relation ; seulement son éthérisme est subséquent à celui du système cérébro-spinal, de sorte qu'il présente sa période d'excitation alors que le second touche à sa période de collapsus. C'est ce qui nous explique pourquoi M. Longet, frappé du contraste qu'on observe entre l'excitation des organes de la vie organique et l'affaissement de ceux de la vie de relation, a regardé le système du grand sympathique comme un *diverticulum* de la force nerveuse.

Je ne puis terminer ce qui a rapport à l'action de l'éther sur le système nerveux ganglionnaire, sans faire quelques observations sur un fait curieux que fournit la pratique des accouchements. Lorsqu'on éthérise une femme en travail, on est frappé de la persistance d'action des muscles de l'abdomen, alors que tous les autres muscles volontaires, et surtout ceux du périnée, sont sous le poids d'une inertie absolue. Ce fait avait particulièrement fixé l'attention de M. P. Dubois. Voici l'explication qu'en donne M. Longet : « Au milieu de l'affaissement général du collapsus profond dans lequel est plongé l'organisme, du danger prochain qui le menace, une sentinelle attentive veille encore et protége l'animal ou l'homme que l'éther vient de priver de ses plus nobles attributs : de lui seul dépend l'entretien des mouvements respirateurs, la dilatation des narines ou de la bouche, l'ouverture de la glotte, l'élévation des côtes ou des épaules, *la contraction du diaphragme et des muscles abdominaux,* mais seulement comme muscles concourant à la respiration. Or, *l'effort* en général, et celui qui accompagne l'accouchement en particulier, n'est qu'une modification, qu'un changement passager de l'acte respiratoire. C'est un état pendant lequel doivent énergiquement se contracter les muscles des côtes et des épaules, le diaphragme, les muscles des parois abdominales ; dans lequel aussi, comme l'ont si bien fait observer MM. Isid. Bourdon (1) et J. Cloquet, la glotte se resserre spasmodiquement ; durant lequel enfin se contractent beaucoup d'autres muscles encore, en vertu de cette synergie d'action sur laquelle Barthez a tant et si bien écrit. Puisque dans l'éthérisation, en l'absence de la volonté, la respiration persiste dans toute son inté-

____

(1) *Recherches sur le mécanisme de la respiration,* Paris, 1820, in-8.

grité, et que le bulbe continue d'exciter tous les muscles qui concourent à son accomplissement, l'effort résultant de l'action de ces mêmes muscles (compris les muscles abdominaux) doit aussi par conséquent pouvoir se produire encore; car si le plus souvent les contractions musculaires d'où ré-sulte l'effort se produisent sous l'empire de la vo-lonté, il est des cas où elles semblent entièrement s'y soustraire; et c'est précisément ce qu'on ob-serve à une certaine période du travail de l'accou-chement, dans certaines opérations de taille ou de lithotritie, où l'on voit les contractions de l'utérus ou de la vessie entraîner irrésistiblement dans leur action celles des muscles des parois abdominales, du diaphragme, etc.

« Quant au plancher périnéal, s'il ne se contracte plus chez les femmes éthérisées qui accouchent, comme l'a encore observé M. le professeur P. Du-bois; si, au contraire, sa résistance naturelle est vaincue, et s'il participe au relâchement général des autres muscles de la vie de relation, c'est qu'il ne fait pas partie de l'appareil musculaire respira-toire, comme les muscles abdominaux. » M. Longet établit que les muscles du périnée ne se contrac-tent dans l'effort volontaire que par synergie.

Action de l'éther sur le fœtus. — M. Amussat a constaté que les fœtus d'animaux devenaient plus bruns et s'engourdissaient sous l'influence des va-peurs d'éther. Ses expériences ont été faites sur une lapine arrivée presque au terme de la gestation, et sur une chienne dont la grossesse était beaucoup moins avancée (1).

Dans une communication qu'il adresse aussi à l'Institut, M. Cardan prétend qu'il a constaté chez une femme enceinte qu'il éthérisait, des mouvements rapides et désordonnés du fœtus, qui l'ont obligé de cesser l'inhalation de l'éther.

Le docteur Sieboldt annonce « que le fœtus s'agitait d'autant plus que la mère avançait dans l'ivresse; *les mouvements cessaient, l'ivresse étant complète.* » L'éthérisation du fœtus serait donc isochrone à celle de la mère (2). On a vu enfin des nouveau-nés dont l'expulsion avait été favorisée par les inhalations d'éther, en exhaler l'odeur encore dix heures après l'accouchement.

§ III. — Action de l'éther sur les appareils de la circulation et de l'hématose, et sur le sang.

I. *Action sur l'appareil respiratoire.* — Les vapeurs d'éther exercent d'abord sur la muqueuse bronchique une irritation plus ou moins vive. Cette irritation s'éteint peu à peu, puis la respiration s'accomplit normalement jusqu'au moment de l'éthérisation du bulbe. Le bulbe donne naissance au nerf pneumo-gastrique, qui préside à la sensibilité et à la contractilité des ramuscules bronchiques;

(1) *Comptes rendus de l'Acad. des sciences,* 8 mars, p. 384.
(2) *Comptes rendus de l'Université de Gœttingue,* 10 mai 1847.

c'est en lui que siége le principe des mouvements respiratoires (Flourens et Legallois).

Nous avons déjà fait observer, d'après M. Longet et M. Flourens, que lorsqu'une portion du système nerveux cérébro-spinal était éthérisée, l'individu se trouvait placé dans les mêmes conditions que si cette partie avait été mécaniquement supprimée. C'est donc de plein droit que nous pouvons comparer les effets qui résultent de l'éthérisation des racines du pneumo-gastrique à ceux qui sont la conséquence de leur section. Cette section aboutit directement à l'impossibilité de l'hématose ; et voici par quelle série de phénomènes :

M. Longet a démontré que le pneumo-gastrique présidait à la *sensibilité* et à la *contractilité* des derniers ramuscules bronchiques. Si, sous l'influence de l'éther, le nerf pneumo-gastrique perd son action, les mucosités que sécrète la surface pulmonaire ne seront plus senties, et partant ne réveilleront aucune réaction expultrice. En s'accumulant sur la membrane qui les sécrète, elles s'interposeront entre elle et l'air extérieur ; elles empêcheront cette endosmose vivifiante qui introduit dans l'organisme l'oxygène atmosphérique, l'hématose sera enrayée. Ce terme fatal est encore accéléré par la faiblesse croissante des mouvements respiratoires qui sont, comme je l'ai déjà dit, dans une complète dépendance du bulbe rachidien.

A dater de cet instant, tous les effets de l'asphyxie

par défaut d'air respirable s'ajouteront à ceux que détermine l'action spéciale du fluide inhalé, et la mort arrivera rapidement.

L'observation confirme de tous points ce que je viens de dire sur la succession des lésions fonctionnelles du poumon. M. le docteur Lach, dans la thèse que j'ai déjà citée, dit qu'il a vu les malades expectorer : « 1° *au commencement* de l'éthérisation, quand on administrait des vapeurs trop concentrées ; 2° *à leur réveil* du narcotisme éthéré. » Au début, en effet, le premier contact de l'éther surexcite la contractilité des bronches en même temps que leur sécrétion ; l'individu conserve assez la conscience de lui-même pour rejeter ces mucosités qui s'accumulent sur la surface bronchique ; bientôt cette contractilité ramusculaire, s'effaçant peu à peu devant les vapeurs d'éther, laisse les bronches se remplir de mucosités qui pèsent au malade à son réveil, et qui lui font vivement sentir le besoin de les expulser. C'est quand une éthérisation continuelle empêche ce réveil que l'hématose devient impossible et que la vie s'éteint.

L'analyse des gaz expirés a fourni à MM. Ville et Blandin des résultats que ces physiologistes regardent comme inattendus. Le but et le terme de l'hématose, c'est l'absorption de l'oxygène atmosphérique et la formation d'acide carbonique qui est exhalé. Cette espèce de combustion ne s'opérant plus, il était permis de penser que la quantité d'acide carbonique expiré serait moindre. Or il résulte de cinq analyses des observateurs que je viens de citer, que cette quantité augmente d'une manière très-considérable. Voici leurs résultats :

Numéros.	ACIDE CARBONIQUE produit pendant la respir. normale.	ACIDE CARBONIQUE produit pendant l'état d'insensibilité.	PROPORTIONS de l'éther contenu dans l'air inhalé.	DURÉE de l'inhalation.
N° 1	2,41	4,84	6,70	2′ 30″
N° 2	3,05	1,38	2,17	
N° 3	2,79	5,11	12,00	4′
N° 4	1,36	3,32	12,68	4′
N° 5	2,04	4,42	14,11	2′ 30″

On n'en a déduit aucune considération. Il me semble cependant qu'il n'est pas très-difficile de les expliquer et de les faire servir de confirmation aux théories récentes du mécanisme de l'hématose. On sait à quoi s'en tenir maintenant sur ces prétendues combustions qui, suivant Lavoisier, s'opéraient dans le poumon, par le conflit du carbone du sang et de l'oxygène de l'air. Ces idées subsistèrent quelques années à l'abri de la plus belle découverte et du plus grand nom de la chimie moderne : aujourd'hui leur temps est passé. L'exhalation de l'acide carbonique est un fait purement mécanique. Ce gaz, dissous dans le sang, en est chassé par l'oxygène, qui prend sa place et qui se transforme ensuite dans l'intimité des tissus. L'hématose s'explique par la solubilité des gaz et les principes de l'endosmose.

Chez un individu que vous éthérisez, la vapeur de l'éther remplace une grande partie de l'oxygène normal : cette vapeur est absorbée avec activité, comme vous le prouve son passage rapide dans le sang et les sécrétions (je n'ose pas dire qu'elle y passe plus rapidement que l'oxygène; je voudrais avoir des faits pour le prouver, et ces faits me manquent; mais je suis convaincu qu'ils se produiront). La vapeur d'éther absorbée trouve dans le système vasculaire une température plus élevée, et prend une tension plus forte. N'est-il pas tout naturel, n'est-il même pas nécessaire qu'elle expulse le gaz dissous dans le liquide qu'elle vient d'envahir? Ce gaz c'est l'acide carbonique.

Aussi MM. Ville et Blandin annoncent que la quantité d'acide carbonique exhalé augmente jusqu'au moment où l'insensibilité se déclare; alors elle est à son *summum*, puis sa quantité va toujours en décroissant. C'est que la quantité de vapeur d'éther renfermée dans le sang augmente aussi jusqu'au moment où *l'insensibilité se déclare;* elle s'exhale et diminue à partir de ce moment, qui est ordinairement celui où l'on cesse l'inhalation.

Citons des chiffres : nous dirons d'abord que la quantité de vapeur d'éther absorbée par les poumons est en rapport direct avec la quantité de vapeur inhalée. La plus simple expérience suffit pour établir ce fait. MM. Ville et Blandin nous donnent la quantité de vapeur d'éther contenue dans l'air respiré : or nous trouvons dans leurs résultats que l'acide carbonique expiré est toujours en rapport avec la vapeur inhalée. Ainsi, en face de 6,70, représentant la quantité d'éther renfermée dans l'air de leurs appareils, nous trouvons que le chiffre 2,41 de l'acide carbonique normal s'élève à 4,84. S'il n'y a que 2,17 d'éther, le chiffre 3,05 de l'acide carbonique ne sera porté qu'à 4,38. Il y a bien certainement une relation uniforme et régulière entre la vapeur d'éther absorbée et l'acide carbonique exhalé. Les faits précédents ne suffisent pas pour la fonder; j'espère qu'on ne tardera pas à la découvrir.

En résumé, la quantité de vapeur d'éther inhalée est en rapport avec la quantité de vapeur d'éther absorbée, et celle-ci est en relation directe avec la quantité d'acide carbonique produit. Le mécanisme de cette succession de phénomènes est tout simplement le déplacement d'un gaz par une vapeur.

II. *Action sur le cœur*. — Les battements du cœur sont d'abord accélérés; puis leur nombre diminue graduellement, à mesure que l'éthérisme se prononce davantage; le pouls perd insensiblement sa résistance et finit par devenir insensible. Ici, comme toujours, le cœur est l'*ultimum moriens;*

c'est à lui qu'appartient le dernier et suprême effort qui termine la lutte de la vie contre l'agent qui va l'éteindre jusque dans son foyer.

L'impossibilité de l'hématose, en privant le cœur de son excitant normal, aboutirait certainement à l'abolition de ses battements; mais si cette dépression finale du pouls ne reconnaissait que cette cause, elle n'arriverait que lorsque l'individu serait sous l'imminence de l'asphyxie; elle ne surviendrait qu'après une éthérisation très-prolongée: c'est ce qui n'a point lieu. L'abaissement rapide et progressif du rhythme et de la force du pouls, précédant la coloration noire du sang, nous prouve évidemment que le cœur se trouve sous une influence sédative spéciale.

Cet organe est sous l'action de l'éther non-seulement par ses vaisseaux nutritifs qui imprègnent son tissu du fluide qu'ils contiennent; mais encore par tout le sang de l'organisme qui traverse ses cavités, après s'être chargé dans le poumon du principe modificateur. Le cœur ne reçoit des veines caves qu'un sang vicié par la nutrition interstitielle, et celui que lui envoient les veines pulmonaires est chargé d'un principe profondément perturbateur. Qu'on ajoute à cela la perte des fonctions de la moelle et du centre cérébral et l'on trouvera, je crois, assez de raisons pour expliquer le ralentissement et cette cessation des battements du cœur que l'on a si fréquemment observés.

On ne peut rien dire d'ailleurs de bien catégorique sur les variations que peuvent présenter les battements du cœur et par conséquent les indices du pouls. Ces battements peuvent être accélérés ou ralentis, ou rester normaux. — Les pulsations des artères révèlent-elles toujours des mouvements du cœur correspondants; en d'autres termes, peut-on juger de l'état du cœur par la nature du pouls? Le professeur Heyfelder, d'Erlangen, répond négativement. Suivant lui, le cœur conserve toute sa force de contraction alors que la pulsation artérielle disparaît même dans l'aisselle (1). Je suis bien aise de voir ainsi confirmé un fait sur lequel je reviendrai plus bas : c'est la réduction considérable du calibre des artères et le gonflement correspondant du système veineux.

III. *Action sur le sang.*— J'apprécierai successivement les modifications qu'éprouve le sang, 1° dans ses propriétés physiques; 2° dans ses propriétés chimiques.

1° *Altérations des propriétés physiques du sang.* — *Odeur.*— Le sang d'un animal éthérisé exhale une *très-forte odeur* d'éther, c'est là le premier fait qui a été constaté par les physiologistes qui ont expérimenté sur les animaux.

2° *Couleur.* — Le 22 février, M. Amussat annonça à l'Académie des sciences que chez les animaux

(1) Heyfelder, *Mém. sur l'éther.* Erlangen, 1847, p. 65.

qu'il avait soumis pendant longtemps aux inhalations d'éther, le sang artériel avait pris une coloration rouge foncée presque noire. Ce fait a été vérifié par MM. Longet et Blandin. Un seul chirurgien, M. Revel, l'a deux fois observé chez deux opérés dont il a communiqué l'observation à l'Académie des sciences. La température s'abaissa considérablement et ne fut ramenée qu'avec beaucoup de peine à son degré normal. Enfin, M. Hutin, chirurgien en chef des Invalides, a vu la couleur bleue des lèvres survenir chez deux vieux invalides éthérisés. M. Mason Waren cite trois cas où le sang lui a paru plus foncé (1); et M. Heyfelder dit que chez deux individus affectés de cancer à la lèvre inférieure, le sang était rouge-brique (2).

La couleur noire du sang ne survient que lorsque les inhalations d'éther ont été très-prolongées, et que la mort menace d'en être la conséquence. Comme l'éthérisme n'est heureusement jamais poussé chez l'homme jusqu'à ce point, les chirurgiens ne l'ont jamais constaté, ils ont nié le phénomène indiqué par M. Amussat. Beaucoup de physiologistes, peut-être trop hâtifs dans leurs conclusions et trop prompts à terminer leurs expériences, ont aussi prétendu que le sang artériel conservait sa couleur rutilante. De part et d'autre, de gran-

---

(1) *Inhal. of ether*, obs. 7, 8, 9.
(2) Heyfelder, Mém. cité.

des autorités affirmaient ; j'ai cherché à reproduire sur des chiens cette coloration en litige ; je ne voulais trouver ma conviction que dans l'expérience.

Un animal qui respire une quantité d'air déterminée et invariable, absorbe peu à peu l'oxygène que cet air renferme et finit par se trouver dans un milieu tout à fait impropre à l'hématose ; les gaz qu'il respire alors ont contracté des propriétés toxiques ; l'animal meurt par asphyxie, il en présente toutes les altérations anatomiques ; le sang est noir. Afin d'éviter cette introduction dans les poumons de gaz irrespirables, j'ai adapté au museau des chiens sur lesquels j'ai expérimenté, un embouchoir en caoutchouc auquel s'ajuste un appareil en tout semblable à celui dont se servent les chirurgiens, c'est-à-dire permettant le renouvellement continuel de l'air éthéré.

Première expérience. — Je soumets aux inhalations d'éther un jeune chien vigoureux, de taille moyenne, dont j'ai préalablement isolé dans l'étendue de trois centimètres l'artère et la veine fémorales. Au bout de 5 minutes l'insensibilité est absolue. La couleur des tuniques artérielles me paraît un peu plus foncée, elle ne varie plus jusqu'à la fin de l'expérience. Au bout de 18 minutes, l'artère est ouverte par une section incomplète ; il en sort un jet de *sang rutilant*, l'animal reste pendant 4 minutes dans un état d'éthérisme complet.

2ᵉ expérience. La même expérience est renouvelée le 29 mai sur un chien plus faible, plus petit, mais plus âgé que le précédent. A la 10e minute, les parois de l'artère et de la veine présentent une coloration plus foncée. L'insensibilité est complète.

20e *minute*. Le calibre de l'artère s'est *considérablement réduit*. La veine, au contraire, s'est *énormément dilatée*. Pour m'assurer que cette diminution de volume de l'artère ne tient pas à l'action de l'air sur ses tuniques, j'isole un peu plus loin le vaisseau de sa gaîne cellulaire. Il présente le même calibre rétréci. Le sang artériel est *parfaitement rouge*.

40e *minute*. Respiration stertoreuse, très-embarrassée, efforts inouïs des muscles inspirateurs, qui se contractent convulsivement. On dirait que le vide qu'ils tendent à produire dans la poitrine ne peut être comblé par l'air extérieur dont l'occlusion de la glotte empêcherait l'abord. — La veine fémorale est toujours distendue par du sang très-noir. L'artère au contraire est devenue presque filiforme. Le sang qu'elle fournit est encore rutilant ; il me paraît seulement plus liquide et se coagule rapidement.

Trois jours après, l'animal succombait, n'ayant pas cessé de présenter une respiration très-embarrassée et un abaissement de température très-notable.

A l'autopsie je trouve les poumons fortement congestionnés, leur couleur est d'un rouge-cerise foncé ; les bronches vivement injectées sont encombrées de mucosités sanguinolentes. Le cœur, le foie, la rate, sont gorgés de sang noir à moitié liquide. Les méninges sont fortement injectées, surtout à la base du cerveau. La substance cérébrale est ferme et légèrement piquetée (1).

3ᵉ EXPÉRIENCE. Jeune chien griffon très-vigoureux, de taille moyenne.

Outre les vaisseaux de la cuisse, je dénude la veine jugulaire externe et l'artère carotide primitive. Au bout de 7 minutes, insensibilité complète. — 23ᵉ minute, légère diminution du calibre de l'artère fémorale, augmentation proportionnelle de celui de la veine. Les gros vaisseaux du cou ne présentent aucun changement appréciable. — 30ᵉ minute, collapsus profond ; pour activer les effets de l'éther, on plonge l'appareil dans de l'eau à -+ 45°. — A la 70ᵉ minute, la respiration est râlante, rare et affaiblie ; les battements du cœur débiles et irréguliers.

L'artère fémorale et la carotide sont successivement ouvertes ; le sang qui en jaillit est beaucoup plus brun qu'à l'état normal ; mais sa couleur est encore loin de celle du sang veineux. J'en recueille environ 120 grammes pour le soumettre à l'analyse.

Trois jours après l'animal était parfaitement rétabli, et folâtrait comme à son ordinaire.

____

(1) Je dois dire que cet animal avait été déjà soumis deux fois à d'autres inhalations éthérées.

De toutes les expériences que j'ai tentées sur les inhalations d'éther, je ne cite que les trois précédentes; ce sont celles qui ont été les plus prolongées. Elles me semblent démontrer : 1° que la coloration brune du sang ne se manifeste qu'au bout de 50 à 70 minutes; 2° qu'elle ne coïncide pas nécessairement avec le développement de l'insensibilité, mais qu'elle est beaucoup plus tardive; 3° qu'elle n'annonce pas une mort inévitable.

Cette coloration du sang est-elle due à la cessation des fonctions du bulbe? est-elle une conséquence des lésions de l'hématose, ou bien résulte-t-elle de l'action spéciale de l'éther sur le sang? ce qui constitue l'hématose, c'est à vrai dire la transformation du sang noir en sang rouge, et cette transformation est tout entière sous l'influence du bulbe rachidien. Or les inhalations éthérées suffisamment prolongées entraînent comme conséquence forcée, nécessaire, l'extinction fonctionnelle de la moelle allongée. Comme conséquence secondaire, mais non moins forcée, non moins nécessaire, elles produiront aussi le trouble et l'extinction de l'hématose.

Je me suis assuré qu'un cinquième d'éther environ, mélangé à du sang artériel, bien rouge et bien aéré, lui donnait beaucoup plus de fluidité et une couleur noire foncée qui se rapprochait beaucoup de celle du sang veineux. Mais une telle quantité d'éther ne peut évidemment pas être introduite dans l'appareil circulatoire, par l'absorption pulmo-

naire. On n'a d'ailleurs jamais observé le phénomène de coloration dont je parle toutes les fois
qu'on a injecté dans les vaisseaux ou qu'on a fait
absorber par la muqueuse du rectum des quantités
d'éther considérables. Ainsi, bien que l'éther
puisse amener directement la coloration noire du
sang, je crois qu'on ne peut raisonnablement attribuer cette lésion qu'au trouble de l'hématose. C'est
toujours l'éther qui la produit, mais elle est le
résultat d'une réaction physiologique et non pas
d'une réaction chimique.

Consistance. — Le sang d'un animal éthérisé est
toujours beaucoup plus fluide dans les vaisseaux; —
son coagulum est toujours plus mou, plus diffluent
que celui du sang normal.

Un médecin anglais, le docteur James Pring de
Weston, est arrivé aux mêmes conclusions, en mé-
langeant de l'éther à du sang de mouton, à l'abri
ou au contact de l'oxygène. Il a de plus signalé cette
couleur noire que pouvait prendre le sang artériel
mélangé à l'éther et que ne pouvait dissiper l'action de l'oxygène.

2° *Influence de l'éther sur la constitution chimique du sang.* — Le 31 mars, M. Lassaigne communiqua à l'Académie de médecine, quatre analyses de sang qu'il avait entreprises comparativement sur des animaux sains et sur des animaux
éthérisés, en voici les résultats (*Voy.* p. 83).

ESPÈCE du sang.	COULEUR du sang	ODEUR du sang.	RAPPORTS DU SÉRUM		EAU sur 1000 p.	FIBRINE sur 1000 p.	GLOBULES sur 1000 p.	ALBUMINE et sels alcalins sur 1000 p.
			au caillot.	en poids.				
Veineux (av. l'inh.)	rouge brun	fade	53,5	46,5	798,72	3,62	145,27	52,39
Veineux (après)	rouge brun	éthérée	48,3	51,7	813,28	3,39	122,12	61,21
Artériel (avant)	rouge un peu brunâtre	fade	57,7	42,3	797	3,77	144,74	54,49
Artériel (après)	Idem	éthérée	46,4	53,6	809,15	3,87	131,66	55,32

M. Lassaigne ne dit pas combien de temps ont duré les inhalations chez tous les chiens dont il a analysé le sang ; mais il conclut : 1° que la proportion du sérum augmente après l'inhalation, et par conséquent que celle du caillot diminue d'autant ; 2° que les globules éprouvent aussi une diminution dans leur masse ; 3° que la quantité de fibrine ne paraît généralement pas différente de celle que renferme le sang normal.

Ces résultats sont peu tranchés ; le seraient-ils beaucoup, leur petit nombre leur ôterait leur valeur. Pour établir des conclusions plus légitimes et plus significatives, j'ai analysé le sang artériel de deux chiens bien portants pour avoir une moyenne normale. J'ai fait ensuite deux autres analyses de sang artériel pris sur des animaux pendant qu'ils respiraient de l'éther. Tous les produits de l'évaporation ont été parfaitement déshydratés sur l'acide sulfurique et pesés avec soin. Je n'ai pas noté la relation en poids du sérum au caillot, ce rapport est rendu presque illusoire par la difficulté qu'on éprouve toujours à séparer le coagulum de la sérosité qu'il surnage.

(N° 2.)

ESPÈCE du sang.	COULEUR du sang.	ODEUR du sang.	EAU sur 1000.	FIBRINE sur 1000.	GLOBULES sur 1000.	ALBUMINE et sels alcalins sur 1000.
Artériel normal pris sur 2 chiens.	rutilante	fade	787,341	2,128	131,760	78,791
Id. inhalat. de 42 min.	rouge	éthérée	758,604	2,128	182,731	56,587
Id. inhal. de 1 h. 10 m.	rouge brunâtre	fortem.t éthérée	726,171	2,098	187,012	83,814

Ces résultats sont tellement différents de ceux de M. Lassaigne, qu'on ne peut déduire aucune conclusion de leur comparaison. Mais si on les réunit, on obtient les moyennes suivantes pour le sang artériel.

SANG ARTÉRIEL

(N° 3.)

	NORMAL.	APRÈS L'INHALATION D'ÉTHER.
Fibrine.	2,949	2,990
Globules.	138,740	133,801
Albumine et sels alcalins.	66,640	65,240
Eau.	791,561	797,969

Chez les animaux éthérisés, la composition du sang s'est donc maintenue normale. La différence du chiffre des globules n'indique qu'une très-minime modification de leur masse ; elle s'explique par les différences individuelles, et n'est pas assez considérable pour autoriser à une conclusion.

M. de Gorup a analysé deux fois le sang de deux opérés de M. Heyfelder. Il a trouvé qu'il ne différait nullement du sang normal. Ses analyses confirment donc les résultats que m'avaient donnés les miennes.

L'analyse qualitative a des résultats plus décisifs : le sang des animaux éthérisés renferme de l'éther. M. Flandin l'a recueilli par la distillation. M. Lassaigne en a déterminé la quantité en comparant la tension de la vapeur du sérum éthéré à celle d'un mélange connu d'eau et d'éther : le calcul lui a démontré que la proportion de ce liquide dissous par le sang veineux s'élevait à 0,081, de sorte qu'on aurait sur 100 parties :

Sang.   99,919
Éther.   00,081

L'inhalation a duré 30 minutes chez l'animal qui a fourni ce sang. Je puis affirmer qu'il pourrait contenir une proportion d'éther beaucoup plus considérable.

§ IV. — Action de l'éther sur la calorification.

L'état de la température éprouve, sous l'influence des vapeurs d'éther, une élévation sensible, suivie bientôt d'un abaissement notable. — Je trouve, la confirmation de ce fait dans une thèse soutenue récemment sur la température animale, par M. Demarquay, prosateur à l'école pratique. Je rapporte textuellement ses expériences.

Première expérience. — Le 9 mai, un griffon adulte, de moyenne taille, a pour température avant l'expérience + 30° 1/2 ; — à 3 heures 7 minutes, il est soumis aux inhalations éthérées ; — au bout de 9 minutes, insensibilité du nerf sciatique droit ; température, + 40° 1/2.

Au bout de 33 minutes, l'animal n'étant plus éthérisé, la sensibilité du nerf sciatique étant parfaitement revenue, nous trouvons pour température + 39° 1/3.

A 4 heures moins 8 minutes, au moment de recommencer l'éthérisation, il y a + 39° ; — 9 minutes après, insensibilité du sciatique ; le thermomètre reste à 39o ; au bout de 2 heures l'animal semble mourant, nous notons un peu plus de 36° 1/2 ; il ne meurt pas, et 24 heures ensuite sa température est à 40°.

Deuxième expérience. — Le 16 mai, un chien adulte, de taille moyenne, présente avant l'expérience + 39o ; il est soumis aux inhalations éthérées.

Au bout de 3 minutes nous constatons + 39° 1/4 ; — au bout de 3 minutes 1/2, état de torpeur déjà prononcé, 39° ; au bout de 13 minutes + 38° 3/4 ; — 23 minutes, 38° 1/2 ; — 43 minutes, 38°.

Ces deux faits prouvent qu'au début des inha-

lations éthérées il y a augmentation de la température, mais qu'à mesure que l'éthérisation se produit, que la sensibilité disparaît, la température
baisse et d'une manière très-sensible. Les inhalations étant suspendues, la température revient
bientôt à son chiffre normal, et souvent même elle
le dépasse, comme le prouve la première expérience. — Le degré de chaleur a toujours été pris
dans le rectum.

CONCLUSIONS.

I. L'éther exerce d'abord sur les poumons et sur
le cœur une excitation manifeste. Bientôt cette excitation s'éteint et fait place à une débilité fonctionnelle qui va croissant jusqu'à la mort.

II. C'est surtout à l'éthérisation de la moelle allongée qu'il faut attribuer la cessation de l'hématose et des mouvements du cœur.

III. Le sang devient plus liquide, son caillot
moins consistant; il exhale une forte odeur d'éther;
celui des artères prend, après une inhalation prolongée, une couleur rouge foncée qui le rapproche
du sang veineux.

IV. Cette coloration est due bien plus au trouble
de l'hématose qu'à l'action chimique propre de
l'éther.

V. Elle ne se développe qu'après l'insensibilité.

VI. La composition chimique du sang n'éprouve
aucun changement bien notable.

VII. La température d'un animal qu'on éthérise s'élève d'abord jusqu'au moment de l'anesthésie, puis elle s'abaisse jusqu'au moment où l'on cesse l'expérience. La différence peut être de $+ 2°\ 1/2$.

§ V. — Action de l'éther sur les muscles.

Dès les premières opérations qu'ils pratiquèrent sur des malades éthérisés, les chirurgiens furent frappés de l'inertie et de la flaccidité des muscles qui, d'ordinaire, se rétractent si vivement après leur section. Ce relâchement musculaire qui avait quelques inconvénients dans les amputations, fut rapidement utilisé pour la réduction des luxations.

1° *Muscles volontaires.* — Si l'on observe le tissu musculaire chez un animal qu'on éthérise, on voit qu'il subit d'abord une excitation passagère qui se révèle par des contractures plus ou moins énergiques ; il perd le principe des mouvements volontaires et enfin cette propriété moléculaire qu'il retient habituellement d'une manière si tenace, sa contractilité. Ainsi les irritations mécaniques d'abord et les excitations galvaniques ensuite, deviennent impuissantes pour réveiller ses contractions.

Suivant M. Gruby, cette contractilité peut encore se manifester sur le champ du microscope, alors que les muscles sont flasques et comme macérés ; plus tard elle se limite à quelques faisceaux musculaires, enfin elle est entièrement abolie. La fibre primitive peut même se désagréger et ses globules être observés séparément sous les verres grossissants.

Chez le chien qui a fait le sujet de la troisième expérience que j'ai citée, les muscles du cou furent agités d'un tremblement ou plutôt d'une vibration continuelle de la 40ᵉ à la 70ᵉ minute. Ce fait est, je crois, exceptionnel.

2° *Muscles mixtes.* — Sous ce nom je comprends les muscles qui sont soumis à la volonté dans une certaine limite, mais dont l'exercice est maintenu indispensable par l'importance de la fonction à laquelle ils concourent. Tels sont les muscles respiratoires, les sphincters. Ils se rattachent tous en partie au bulbe ou au système ganglionnaire qui ne subissent l'influence de l'éther qu'après toutes les autres portions du système nerveux. De là cette résistance apparente des muscles mixtes aux vapeurs inhalées, résistance qui peut être portée très-loin, mais qui a des limites.

Je ne parle point ici des muscles involontaires, ils sont sous la dépendance du grand sympathique ; j'ai analysé déjà l'influence qu'exerçait sur eux l'inhalation de l'éther.

§ VI. — Action de l'éther sur les sécrétions.

Toutes les fois qu'on se livre aux inhalations éthérées, les glandes salivaires fournissent une sécrétion extrêmement abondante, et l'on est obligé de se débarrasser souvent de l'embouchoir de l'appareil pour expuer ce flux abondant de salive. Cette supersécrétion est-elle due à une irritatiou locale de l'éther, analogue à celle que produiraient tous les autres excitants ? est-elle le résultat d'une action spéciale? Je crois que ces deux opinions peuvent être également admises.

Le premier contact de l'éther active les sécrétions salivaire et bronchique à la manière des irritants. Jusqu'ici la question ne présente aucune difficulté : il y a action directe et réaction immédiate.

Quelques physiologistes ont voulu invoquer pour l'éther une action toute spéciale sur les glandes salivaires, se fondant sur ce fait que la sécrétion de la salive augmente considérablement quand on injecte l'éther dans le rectum. Mais je ferai observer ici que l'exemple est mal choisi, que cet éther qu'on pousse dans le gros intestin passe rapidement dans le sang, qu'il est bientôt exhalé par la surface pulmonaire, et qu'il traverse la bouche pour être porté hors de l'économie. Qu'il soit inhalé ou injecté dans le rectum, il est en définitive exhalé; il exerce dans les deux cas la même action irritante locale sur les parois buccales ; le même effet doit donc être observé.

Mais le docteur Lach dit qu'il a observé plusieurs fois une supersécrétion d'urine et plusieurs fois aussi un larmoiement considérable. Dans tous ces cas, l'éthérisme *était incomplet* et les yeux étaient parfaitement à l'abri des vapeurs inhalées. Ces accidents ne se sont pas présentés dans les premiers moments de l'action de l'éther, ils n'ont paru qu'au bout de quelques instants. L'éther dissous dans le sang et transporté par lui sur toutes les molécules de l'organisme, le ferait-il participer à cette exaltation fonctionnelle qui résulte de son contact direct? C'est, ce me semble, évident ; mais cette suractivité des sécrétions est quelque peu particulière à l'éther sulfurique, car j'ai souvent remarqué que l'écume qui s'échappe de la gueule des chiens mis en expérience est beaucoup plus abondante sous l'action des vapeurs d'éther ordinaire que sous celle d'autres éthers qui sont par eux-mêmes plus irritants.

On a vu quelquefois la diarrhée survenir chez des femmes et des enfants à la suite des inhalations éthérées.

§ VII. — Qu'est-ce que l'éthérisme ?

La connaissance de l'action de l'éther sur les grands systèmes de l'économie, nous fournit maintenant quelques éléments pour résoudre cette question importante.

Le point de départ de ce collapsus général qui frappe l'organisme tout entier, est-il dans les centres nerveux? tient-il à l'action du sang éthéré qui exercerait sur tous les points de nos organes des éthérisations moléculaires, en tout semblables à celles que l'on produit artificiellement sur les tissus dénudés ? faut-il enfin invoquer pour l'éther une action purement mécanique?

Nous trouvons dans le *London medical gazette* du 26 mars, qu'un médecin anglais, le docteur Black, attribue tous les phénomènes éthériques à la compression qu'exerceraient du dedans au dehors les vapeurs d'éther renfermées dans le sang. S'il en était ainsi, on observerait des congestions générales, une turgescence de tous les organes ; c'est ce qui n'a point lieu, car les tissus périphériques se resserrent et donnent lieu à un sentiment de froid ; les viscères seuls se gorgent de sang.

Dans sa thèse inaugurale soutenue le 6 août, le docteur Lach donne une théorie de l'éthérisation tout aussi mécanique que la précédente. Suivant lui, tous les phénomènes de l'éthérisme s'expliquent parfaitement par *l'interposition des molécules d'éther entre les éléments constitutifs du sang, entre le sang et le tissu nerveux qu'il doit animer.* Ce fait, qui lui sert de base, est exact ; car, du moment que des vapeurs sont dissoutes dans un liquide, leurs molécules s'interposent entre les molécules de ce liquide. L'interprétation seule nous paraît forcée. Nous ne comprenons pas pourquoi ces molécules d'éther provoquent des accidents si variés, et cela par le fait tout mécanique de leur interposition. Une théorie doit toujours expliquer les faits d'une manière plus ou moins satisfaisante. Or, celle que nous donne M. Lach ne les explique nullement. En définitive, elle consiste à dire qu'il y a de l'éther dans le sang et que cet éther agit mécaniquement sur l'organisme ; quant au mystère de ce mécanisme, il n'est nullement éclairé.

L'éthérisation moléculaire des organes par le sang qui servirait de véhicule à l'agent modificateur, ne me paraît pas admissible. M. Serres a vu que l'éther appliqué sur les cordons nerveux abolissait immédiatement, simultanément et d'nue *manière permanente*, la sensibilité et la motricité. Il est vrai que l'éther agit ici, possédant toutes ses affinités chimiques et pouvant les disposer sur les tissus qui sont exposés à son contact.

M. Longet a répété les expériences de M. Serres ; seulement il a fait agir sur les nerfs isolés l'éther en vapeur au lieu de l'employer liquide ; aussi a-t-il pu, pour ainsi dire, reproduire localement, mais cependant *avec une certaine exagération*, toutes les phases que développe l'inhalation de l'éther. Je dis avec une certaine exagération, car même dans le premier degré qu'il a indiqué, les manifestations que réveillent le galvanisme ou l'excitation volontaire, correspondent à un état d'éthérisme par inhalation assez avancé.

Si l'on observe la faible quantité d'éther qui pénètre dans l'organisme relativement à la masse du sang et à l'étendue des surfaces nerveuses, on est étonné qu'une si faible quantité de vapeur puisse produire des modifications si profondes, alors qu'il faut la faire agir avec une certaine intensité sur un nerf isolé pour développer des réactions locales analogues. Si l'on voulait admettre que ces grandes lésions fonctionnelles que suscite l'inhalation de l'éther ne sont autre chose que des éthérisations *moléculaires généralisées*, que des éthérisations locales multipliées à l'infini, exercées par le sang d'une manière toute mécanique sur la trame de tous nos tissus, je crois qu'on serait dans l'erreur.

S'il en était ainsi, l'éthérisme se développerait constamment et toujours de la même manière, pourvu qu'une seule condition fût remplie, la présence de l'éther dans le liquide qui se charge de le distribuer à tous les tissus, quelle que fût du reste la manière dont il y aurait été introduit.

Or, en injectant de l'éther dans les artères ou dans les veines, vous anéantissez toujours la motricité avant la sensibilité. L'ordre de succession des phénomènes est donc tout à fait l'inverse de celui que l'on observe sous l'influence des inhalations.

Ingéré dans l'estomac, l'éther amène l'ivresse, mais non l'insensibilité. Introduit dans le rectum, il produirait, suivant MM. Pirogoff et Marc Dupuy, la même action que lorsqu'il est inhalé. Seulement il en faudrait une plus grande quantité, ses effets seraient plus longs à se manifester, et surtout beaucoup plus lents à se dissiper.

Enfin, suivant M. Gruby, les grenouilles qu'on a privées de cerveau seraient plus réfractaires que les autres à l'action de l'éther.

Puisque dans tous ces cas vous avez en définitive réalisé constamment une condition capitale, la présence de l'éther dans le sang, et que l'ordre de succession et même la nature des phénomènes éthériques ont *toujours varié*, suivant la manière dont cet éther a été introduit dans la circulation, puisque l'ablation du cerveau retarde et annihile presque l'action perturbatrice des vapeurs éthérées, vous ne pouvez rechercher la cause des nombreuses variétés des phénomènes observés que dans les modifications subies par les centres nerveux. Inhalez des vapeurs d'éther, et vous sentirez à chaque inspiration leur influence envahir comme par bouffées le centre de vos facultés intellectuelles et affectives, vous *monter au cerveau,* comme l'on dit vulgairement, et avec une rapidité égale à celle de la pensée. Croyez-vous que le sang soit le dispensateur de ces irradiations instantanées? Non. La transmission nerveuse est certainement pour beaucoup dans la propagation de ces influences qui nous rappelle la vitesse merveilleuse de la communication électrique.

Donner une théorie satisfaisante de l'éthérisation n'est pas chose facile; théoriser c'est vouloir expliquer : or ne sommes-nous pas habitués à ne jouer que le rôle passif d'observateurs, pour la plupart des faits qui concernent la thérapeutique? a-t-on expliqué le mode d'action de l'opium, des solanées? On a bien dit que ces médicaments agissaient spécialement sur le système nerveux; mais est-ce là une explication? quel est le mécanisme de cette action spéciale sur les nerfs?

Je crois en avoir assez dit cependant pour prouver que les théories exclusivement mécaniques de l'éthérisation n'étaient point admissibles. On ne peut nier évidemment que l'éther dissous dans le sang n'exerce sur la nutrition interstitielle et sur la fibre nerveuse primitive une haute influence; mais cette influence ne suffit pas pour expliquer cet ensemble de lésions fonctionnelles qui constituent définitivement l'éthérisme. Outre cette action directe, il faut en admettre une autre qui s'exerce sur les centres nerveux et qui fait naître l'excitation ou la cause de ces lésions fonctionnelles que nous pouvons constater.

Il y aurait donc dans le développement de l'éthérisme : 1° *action mécanique générale* de l'éther transporté par le sang; 2° *action spéciale sur le système nerveux*, action aussi mystérieuse qu'elle est puissante, question qui se renouvelle pour chaque agent thérapeutique, et qui ne recevra peut-être jamais une solution définitive; 3° *irradiation* de l'action précédente sur les organes ; 4° *réactions fonc-tionnelles* de ces organes, constituant la somme de phénomènes que seule nous pouvons constater.

Voilà, ce me semble, une analyse complète de la marche de l'éthérisation : nous n'en connaissons jusqu'ici que les manifestations tertiaires. Que de travaux et de recherches ne faudra-t-il pas pour expliquer le point de départ ! que les théories des causes premières nous paraissent pâles et préten-tieuses en face d'un inconnu aussi vaste et aussi profond !

Dès le principe, les chirurgiens et les physiolo-gistes ont voulu caractériser cet ensemble si re-marquable de phénomènes qui constitue le col-lapsus éthéré. Les uns l'ont considéré comme une espèce de *sommeil* troublé par des *rêves;* d'autres ont cru que l'éther n'agissait qu'en produisant une *ivresse* en tout semblable à celle de l'alcool. Lors-que M. Amussat fit connaître ses expériences, il confirma l'opinion de ceux qui considéraient le terme de l'éthérisation comme une véritable *as-phyxie.* Quelques-uns ont assimilé l'éther à l'o-pium : ils ont pensé que l'un et l'autre ne produi-saient qu'un *narcotisme* plus ou moins profond; certains ont vu dans l'action de l'éther une vérita-ble *intoxication.* Enfin M. J. Roux, de Toulon, a pro-posé de donner à l'ensemble des lésions fonction-nelles que détermine l'action de l'éther, le nom d'*éthérisme.* Il désigne ainsi comme spécial un état qui, par le fait, n'a d'analogie avec aucun autre.

Deux opinions seulement ont trouvé des partisans : ce sont celles qui comparent l'éthérisme à l'ivresse alcoolique et à l'asphyxie ; ce sont les seules que je vais discuter.

L'ivresse alcoolique ne se développe que lentement ; elle occasionne toujours une congestion cérébrale et une turgescence de la face très-apparentes ; elle anéantit la motricité avant la sensibilité, réveille toujours de vives sympathies sur le tube intestinal. Les lésions du sentiment et du mouvement qu'elle provoque ne se dissipent qu'à la suite d'un sommeil de plusieurs heures, et laissent à leur suite un malaise inexprimable qui dure souvent plus d'une journée.

Profond modificateur, l'éther produit des effets aussi rapides à se dissiper qu'ils ont été prompts à se développer : il peut enrayer toutes les fonctions de la vie de relation, aboutir à une véritable mort apparente ; et cependant ces phénomènes, qui semblent si redoutables, s'évanouissent sans effort, laissant à peine sur l'organisme quelques traces de leur merveilleuse influence.

L'inspiration prolongée des vapeurs d'éther peut provoquer un commencement d'asphyxie ; mais l'éthérisme n'est pas une asphyxie. Un seul fait suffirait pour le démontrer : c'est que les injections d'éther poussées dans le rectum produisent les mêmes effets que les inhalations pulmonaires.

MM. Preisser, Melays et Pillore, de Rouen ;
M. Hossard, d'Angers, ont fait respirer à des chiens
de l'acide carbonique et de l'oxyde de carbone, de
l'hydrogène, du protoxyde d'azote. Ils ont pu de
cette manière provoquer chez les animaux une véritable insensibilité qui ne les empêchait pas de
pouvoir être ramenés à la vie.

Mais ces expériences sont loin de prouver ce que
leurs auteurs veulent leur faire signifier, l'identité
complète des phénomènes de l'asphyxie avec ceux
de l'éthérisme. Elles démontrent seulement que les
animaux qui sont sur le point de succomber à un
trouble profond de l'hématose perdent leur sensibilité, ou n'ont plus la force de la manifester. On
pourrait en dire autant pour tous les cas possibles
où la vie est sur le point de s'éteindre.

L'anesthésie n'est amenée par les gaz irrespirables, que par un trouble profond des appareils de la circulation et de la respiration. Celle
que produit l'éther ne provoque pas le moindre
trouble dans les battements du cœur ou les mouvements respiratoires. Quelle différence entre cette
face bouffie et congestionnée d'un homme qui s'asphyxie, et cet air calme et impassible de celui qui,
complétement insensibilisé, continue cependant
d'inhaler des vapeurs d'éther. Dans le premier cas
le sang artériel est noir, il est encore rutilant
dans le second. Je ne poursuis pas plus loin la
comparaison de l'éthérisme et de l'asphyxie ; les

différences que je viens d'établir sont plus que suffisantes pour empêcher de confondre ces deux états. Elles ressortiront encore bien plus des effets que produit l'inhalation des éthers, autres que l'éther sulfurique.

En définitive, on doit, je crois, admettre que l'éthérisme est une modification particulière de l'organisme, tout aussi spéciale que l'agent qui la détermine, et qu'il mérite d'être nettement séparé de tous les états physiologiques ou provoqués, auxquels on l'a comparé.

§ VIII. — Des appareils à éthérisation.

La construction des appareils successivement employés pour développer l'éthérisme, est passée par les mêmes phases que la connaissance de l'éther lui-même. Leur imperfection primitive rend compte de ces insuccès fréquents, qui furent jetés sur le compte de l'éther ; et aujourd'hui même que leur confection ne laisse rien à désirer, le développement de l'éthérisme est encore soumis à de nombreuses circonstances qu'il faut connaître et apprécier, pour pouvoir les éviter avec certitude, et procéder avec sécurité.

Je n'envisagerai ici que le principe sur lequel ces appareils sont fondés. Je les diviserai donc en deux classes, suivant : 1° qu'ils obligent l'individu à ne respirer que de la vapeur d'éther pure, ou mélangée à très-peu d'air respirable ; 2° qu'ils permettent le renouvellement de l'air chargé de vapeurs d'éther.

1° Ce n'est guère qu'en Allemagne qu'on se sert encore d'appareils, qui ne permettent aux individus que l'inspiration de la vapeur d'éther pure. J'en ai vu un qui a été construit à Vienne, sur ce principe : c'est tout simplement une vessie en baudruche munie d'une embouchure, le col de cette embouchure ne porte ni soupapes ni robinets. Les chirurgiens des hôpitaux de Vienne ne font usage que de cet appareil qui produit l'insensibilité dans un temps *extrêmement court.*

2° A la deuxième classe appartiennent les appareils ordinaires, ceux qui ont reçu les plus nombreuses modifications. Ils ont parcouru toutes les phases de la perfection, depuis le simple flacon placé sous le nez du malade, jusqu'à l'appareil muni de soupapes et d'embouchures plus ou moins modifiées.

Les conditions qu'un bon appareil doit réaliser, quelle que soit sa forme du reste, sont : Un réservoir d'une capacité moyenne d'un demi-litre, des tubes de transmission d'un calibre assez considérable pour que l'inspiration se fasse sans effort, des soupapes fermant hermétiquement et empêchant le retour de l'air inhalé dans le réservoir, une embouchure s'adaptant parfaitement aux lèvres de l'individu.

Toutes ces conditions sont parfaitement réalisées

par les derniers appareils de M. Charrière, dont
voici la figure :

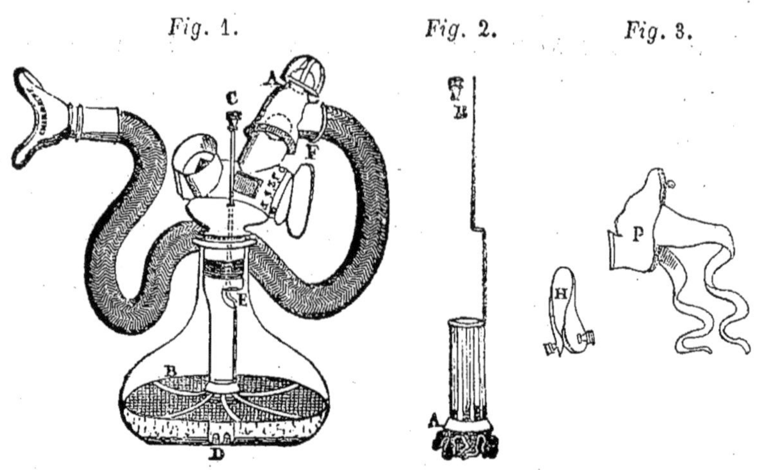

C'est, comme on le voit, un réservoir en cristal
ou en verre, dont le goulot reçoit à frottement un
tube plongeur D (fig. 1). Ce tube conduit l'air atmosphérique à la partie inférieure du réservoir
d'où il remonte saturé d'éther et exécute son départ au moyen de l'ouverture d'aspiration E. Il
est surmonté d'un boisseau qui porte à l'une de
ses extrémités un orifice pour l'introduction de
l'éther liquide, et à l'autre un robinet à triple effet F. Ce robinet centralise dans un seul point
trois actions différentes : aspiration d'air pur, introduction d'air pur dans le réservoir, aspiration
d'air saturé d'éther.

Le tuyau représenté en A renferme deux soupapes sphériques dont l'une est destinée à empêcher l'air pur d'arriver aux poumons pendant

l'inspiration, et dont l'autre s'oppose à la rentrée dans le réservoir de l'air expiré.

C'est à cette partie de l'appareil que vient aboutir le tube flexible qui doit conduire les vapeurs d'éther et qui se termine par l'embouchure métallique.

Fig. 3, P : Embouchure modifiée de MM. Bonnet et Ferrand, de Lyon, destinée à couvrir le nez et la bouche; H : Pince à ressort destinée à comprimer les narines.

Afin de favoriser l'évaporation de l'éther quand la température ambiante est peu élevée, M. Charrière a adapté à l'appareil un diaphragme fait de toile de coton (voy. B, fig. 1, et A, fig. 2). Ce diaphragme est fixé à l'extrémité d'une tige B, fig. 2, qui traverse à frottement le tube plongeur de l'appareil. De sorte qu'en pressant ou en soulevant le bouton C, fig. 1, qui la termine, on trempe le diaphragme dans l'éther que contient le réservoir, et l'on force les vapeurs à se tamiser pour ainsi dire à travers son tissu.

Ce diaphragme est représenté étendu dans la figure 1 B. Il est fermé dans la figure 2. Il pourrait être remplacé, mais sans aucun avantage, par des mèches de coton peignées qui entoureraient le tube plongeur et qui arriveraient dans l'éther, comme le représente la figure 4.

Fig. 4.

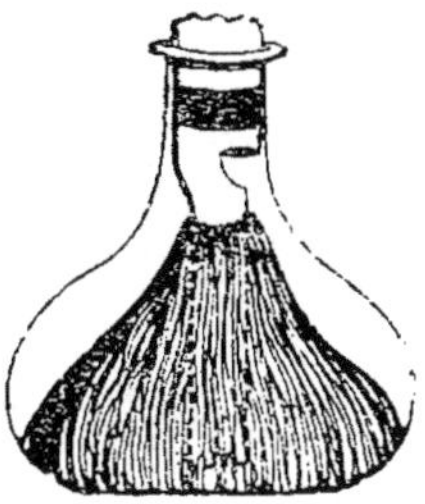

M. Charrière a eu l'idée d'utiliser les appareils à inhalation pour l'éthérisation par la méthode rectale. On devrait alors plonger le réservoir dans de l'eau à + 40° ou + 50°. Le voici avec les modifications ou plutôt les additions que lui a fait subir M. Charrière. Ces additions le rendent en grande partie tout à fait propre à remplacer la seringue compliquée de M. Pirogoff.

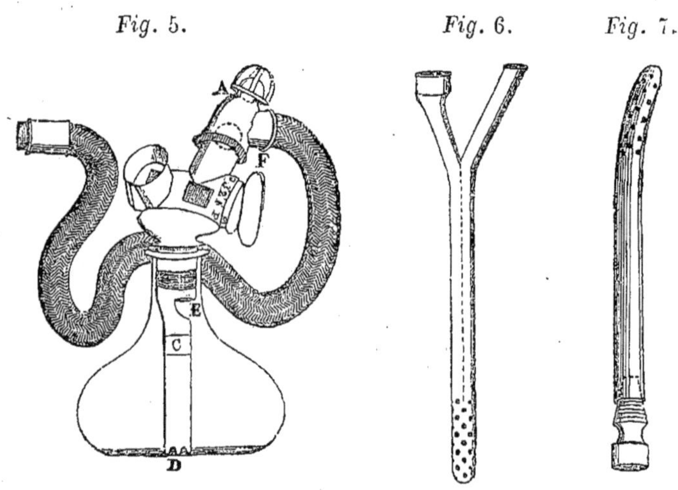

Fig. 5.   Fig. 6.   Fig. 7.

Fig. 5. Appareil disposé pour recevoir la canule à rectum, l'application de la pompe ou du soufflet.

Fig. 6. Canule métallique à double courant, pour l'éthérisation par le rectum.

Fig. 7. Canule simple en gomme, montée sur une pièce conique qui se visse sur l'extrémité du tuyau aspirateur.

Il serait bien à craindre que les vapeurs d'éther ne pussent se condenser sur les canules, et que l'éther liquide ne pénétrât dans le rectum, ce qui entraînerait de graves inconvénients.

Tous les appareils que je viens de décrire sont évidemment les plus perfectionnés. Mais celui que représente la figure suivante satisfait parfaitement à toutes les exigences de la pratique. C'est le plus simple et le plus commode. Car le diaphragme est à peu près inutile, et l'éthérisation par la méthode rectale n'est pas encore admise. Voy. fig. 8.

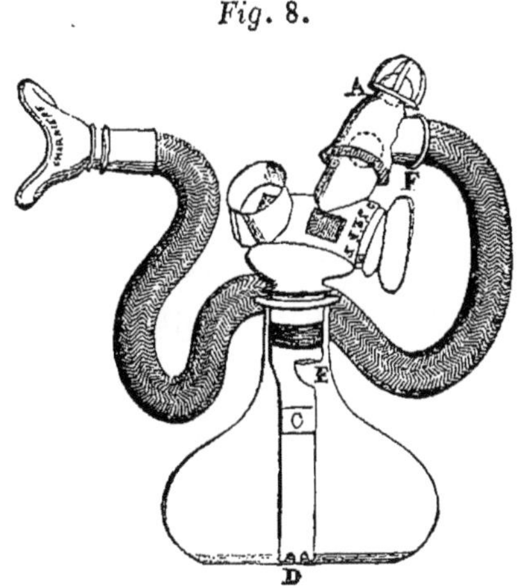

Fig. 8.

On a fait naître, à propos de l'embouchure de l'appareil, une discussion à laquelle certains chirurgiens ont attaché beaucoup d'importance. L'embouchure doit-elle être appliquée devant la bouche? le malade doit-il respirer l'éther par le nez seulement ou par ces deux ouvertures à la fois? Que la vapeur d'éther pénètre dans les poumons par les fosses nasales ou par la bouche, elle n'en produit pas moins dans les deux cas, une suractivité des glandes salivaires et une irritation plus ou moins vive sur l'arrière-gorge et les cordes vocales. Mais comme la première impression une fois passée, on a tout intérêt à développer l'éthérisme rapidement, je crois que l'éther peut arriver en plus grande abondance par la bouche que par le nez, et que l'inhalation proprement dite est préférable à l'odoration de l'éther.

Cette inhalation pure et simple me paraît aussi avantageuse que l'inspiration simultanée de l'éther par le nez et par la bouche. D'abord cette dernière n'introduit pas une plus grande quantité d'éther sur la surface pulmonaire, et de plus, elle détermine sur la membrane pituitaire, une irritation que l'on aurait pu parfaitement éviter. Il est vrai de dire aussi qu'une double embouchure expose beaucoup moins à une éthérisation incomplète, parce qu'elle s'applique mieux à la surface du visage, et que dans certains cas elle est moins susceptible d'être dérangée par les mouvements du malade.

Le 14 août, l'*Union Médicale* rapporta qu'un fait très-propre à faire rejeter les appareils à *inhalation proprement dite,* avait été communiqué à la Société médicale du Temple. On avait vu une fois les lèvres roidies et contractées, se rapprocher convulsivement et empêcher l'entrée de l'air éthéré dans les poumons. Si l'on n'avait pas enlevé l'appareil et écarté les lèvres mécaniquement, l'asphyxie serait

survenue, le nez était fermé par la petite pince
que l'on emploie à cet effet. Une embouchure de
cristal permettrait au chirurgien de s'apercevoir
plus tôt de l'éminence de pareils accidents. Mais ce
fait est exceptionnel, c'est le seul qui ait été rapporté parmi les milliers de cas d'éthérisation que
l'on connaît : il ne me semble certes pas suffisant,
pour faire rejeter les appareils munis d'embouchures métalliques.

M. Maissiat avait disposé *en régulateur*, le robinet à double effet qui donne accès à l'air extérieur;
il avait divisé en 100 parties le cercle qu'il pouvait
parcourir ; mais en définitive, l'expérience a démontré que ce prétendu *régulateur* ne réglait rien
du tout, la quantité de vapeur d'éther introduite
dans les poumons, étant soumise à une infinité de
circonstances qu'on ne pouvait pas maîtriser (1).

§ IX. — De l'éther inhalé. — Des circonstances qui régissent la formation
de ses vapeurs.

L'éther inhalé doit être pur, celui du commerce
renferme quelquefois de l'acide sulfureux qui ir-
rite vivement les bronches et provoque des accès
de toux. On a voulu encore attribuer cette irritation vive à l'alcool et à l'acide acétique qui peuvent
accidentellement se trouver dans l'éther. Je ne

(1) *Bulletin de l'Académie royale de médecine*, 1847, t. XII, p. 519.

mentionne ce fait que pour mémoire, on sait à quoi s'en tenir sur sa valeur.

La température ambiante et celle de l'éther liquide, le nombre des inspirations effectuées dans un temps donné, la quantité d'éther que renferme le réservoir ont sur la formation des vapeurs une haute influence. Je ne puis mieux le faire sentir qu'en rapportant les conclusions de l'excellent Mémoire de M. Doyère, sur le dosage des vapeurs d'éther.

« 1° La température de l'éther et de l'appareil qui le contient éprouve un abaissement de 15 à 25 degrés durant une inhalation de 6 à 10 minutes.

2° Cet abaissement de température diminue suivant une progression très-rapide, la dose de vapeur d'éther contenue dans l'air que fournit l'appareil.

3° Cette dose est de 15 à 20 pour 100 en moyenne pendant la première minute de l'inhalation, et de 22,5 pour 100 à l'origine.

4° A la fin d'une inhalation de 6 minutes, elle est tombée de 22,5 à 8 pour 100, si les inspirations ont continué à avoir lieu en même nombre et avec la même capacité.

Après 8 à 10 minutes, l'air inspiré peut ne contenir plus que 4 à 5 pour 100 de vapeur d'éther.

5° La composition de l'éther varie peu pendant la durée de l'inhalation, si l'éther est anhydre ou très-rectifié; elle varie beaucoup au contraire si l'éther a une densité supérieure à 0,75.

6° Dans un éther dont la densité est de 0,768,

l'effet de cette variation peut être de faire tomber la dose de vapeur d'éther de 15 à 20 pour 100, à moins de 4 pour 100; encore la vapeur fournie dans ce cas, n'est-elle composée de vapeur d'éther que pour une faible partie.

7° L'action des températures artificielles double et triple l'évaporation.

8° La température d'un été moyen doublera presque la dose de vapeur d'éther fournie par les appareils actuels.

9° La durée et la fréquence des inspirations sont *à peu près* sans influence sur la proportion de vapeur d'éther.

10° Cette proportion augmente avec les quantités d'éther que l'on emploie pour les quantités de 25 grammes et de 100 grammes, les quantités de vapeur sont entre elles comme les nombres 11 et 15.

11° L'agitation de l'appareil accélère très-rapidement l'évaporation ; elle peut la doubler et même la tripler suivant qu'elle est modérée ou violente.

12° L'influence des éponges introduites dans l'appareil est de réduire l'évaporation. Cette réduction peut aller au tiers de l'évaporation normale (1). »

Je crois que l'on trouve dans ces douze propositions, toutes les considérations pratiques que peut

____

(1) *Comptes rendus de l'Institut*, 19 avril 1847, p. 696.

présenter la manière de fonctionner des appareils à éthérisation.

Avant de terminer ce qui a rapport à l'action physiologique de l'éther, je dois mentionner une considération sur ses vapeurs, que MM. Porta et Buffini, de Milan, regardent comme très-importante. Suivant ces médecins, l'éther produirait d'autant plus rapidement ses effets, qu'il serait mieux *dissous dans l'air,* qu'il n'y existerait point *à l'état globulaire.* C'est lorsqu'il est dans ce dernier état qu'il produit sur les bronches ces impressions pénibles qui suscitent toujours les efforts de la toux.

Enfin, pour éviter cette toux, que l'on a dit si fréquente et si difficile à conjurer, il suffit de n'ouvrir le robinet à double effet que d'une manière très-lente; l'individu s'accoutume peu à peu aux vapeurs inhalées, et bientôt la *tolérance* est complète.

DEUXIÈME PARTIE.

DE L'ACTION PHYSIOLOGIQUE DES ÉTHERS

AUTRES QUE L'ÉTHER SULFURIQUE.

CHAPITRE PREMIER.

CONSIDÉRATIONS GÉNÉRALES.

Les propriétés remarquables de l'éther sulfurique, et les applications importantes qu'elles ont fournies à la thérapeutique , ont jusqu'ici absorbé toute l'attention des chirurgiens et des physiologistes. Aucun travail n'a encore été entrepris dans le but d'analyser l'action générale des autres éthers, de cette classe de composés toujours si analogues par leur composition élémentaire , et souvent si dissemblables par leurs propriétés physiques. Il ne sera pas long d'énumérer les expériences qui ont été faites sur ce sujet.

Le 20 février, M. le professeur Sédillot, de Strasbourg, rendit compte des résultats que lui avait fournis l'inhalation de l'éther chlorhydrique (1).

(1) *Gazette médicale de Strasbourg*, 20 février 1847.

Le 22, M. Flourens communiqua à l'Institut trois expériences qu'il avait tentées sur le même éther, et trois autres qu'il avait faites sur l'*éther nitrique* (1). Il est très-certain que, dans ces trois derniers cas, c'est l'éther nitreux qui avait été respiré. M. Balard le fit observer à M. Flourens. Enfin les derniers travaux qui ont été faits sur l'éther chlorhydrique ont été publiés en Allemagne par le professeur Heyfelder, d'Erlangen (2).

M. Flourens a encore mentionné quelques effets des éthers acétique et oxalique; mais aucun des expérimentateurs que je viens de citer n'a rapporté avec les détails désirables les résultats qu'il avait obtenus. Aussi les faits qu'ils ont annoncés sont restés isolés et n'ont fourni aucune déduction importante.

Pour tâcher de compléter la question, j'ai fait sur l'inhalation de chaque éther un assez grand nombre d'expériences pour établir en moyenne des conclusions bien fondées. Afin de rendre en tous points mes résultats comparables à ceux qui avaient été obtenus pour l'éther sulfurique, j'ai usé du même appareil qui sert aux inhalations ordinaires. L'embouchure métallique était seulement remplacée par une poche en caoutchouc qui pouvait parfaitement s'adapter au museau des animaux. C'est la modification qu'ont proposée les préparateurs de M. Flou-

(1) *Comptes rendus de l'Acad. des sciences*, 22 février 1847.
(2) Heyfelder, *Mém. cité.*

rens, moins l'espèce de muselière à lames d'acier dont ils se servent pour maintenir la poche parfaitement appliquée. Je trouve que les mains d'un aide sont toujours beaucoup plus avantageuses. Enfin le renouvellement facile et nécessaire de l'air inhalé a dégagé les effets produits de tous les troubles que l'asphyxie aurait pu leur imprimer.

ARTICLE PREMIER.

ACTION DE L'ÉTHER NITRIQUE.

La volatilité assez faible de l'éther nitrique, son odeur et sa saveur agréables, me faisaient croire *à priori* qu'il serait facilement supporté. Sept fois j'ai soumis des chiens à son inhalation. Voici les principaux résultats de mes expériences :

PREMIÈRE EXPÉRIENCE. — Chien adulte, de petite taille, très-alerte et très-vigoureux. — Au bout de 2 *minutes,* mouvements violents, résistance extrêmement vive. Ces mouvements diminuent peu à peu. A la 10e *minute,* l'animal se soutient avec peine sur ses pattes, la sensibilité persiste ; 1/4 *d'heure* : mouvements automatiques de la tête, tantôt d'avant en arrière, tantôt latéralement ; sensibilité entièrement abolie ; 20 *minutes* : les muscles des membres antérieurs sont agités de soubresauts très-rapprochés, les glandes salivaires sécrètent abondamment ; insensibilité absolue : on cesse l'expérience.

L'animal reste couché sur le côté droit, ne donnant aucun signe d'intelligence quand on l'appelle. Les yeux sont hagards et brillants, les pupilles fortement dilatées ; des mouvements convulsifs roidissent les muscles des membres et ceux du cou. Ces désordres durent environ 8 *minutes*. Au bout de ce temps, l'animal tente de faire quelques pas, et retombe abattu ; 12 *minutes* après l'interruption de l'expérience, *trois vomissements abondants* ont lieu avec effort ; la sensibilité est obtuse ; l'animal est obligé de s'appuyer sur son museau pour faire quelques pas ; sa tête a conservé un mouvement continu de balancement latéral. De 16 à 20 *minutes* après l'expérience, il éprouve *deux nouveaux vomissements*, et boit avec avidité une grande quantité d'eau. Au bout de 25 *minutes*, la sensibilité est revenue, les mouvements sont plus sûrs et l'intelligence nette.

Le lendemain, l'animal avait repris la gaieté et l'appétit qui lui étaient habituels.

Deuxième expérience. — Jeune chien grand et vigoureux.—Résistance vive, insensibilité complète à la 5ᵉ *minute* ; et cependant persistance des mouvements. A la 8ᵉ *minute,* les membres antérieurs sont roides et étendus, la pupille largement ouverte, l'œil fixe et injecté, la respiration très-fréquente, le pouls dur et serré. L'expérience est suspendue.

Démarche incertaine, mouvements de propulsion du cou en avant, régurgitations alimentaires ;

2 *minutes* après, mouvements de progression plus assurés, sensibilité normale. — Une heure après l'expérience, tout est rentré dans l'état naturel.

TROISIÈME EXPÉRIENCE. — Un jeune chien griffon, de taille moyenne, présente les mêmes phénomènes que les précédents. — Au bout de 6 *minutes*, insensibilité complète et mouvements légers de la tête; — 8 *minutes*, pupilles tellement dilatées qu'on cesse d'apercevoir l'iris; — 14 *minutes*, mouvements convulsifs des muscles du cou, *émission involontaire* d'urine et de matières fécales ; 50 inspirations, 110 pulsations par minute. Le doigt peut être porté sur la conjoncture, sans réveiller la moindre sensibilité, sans provoquer l'occlusion des paupières. L'animal est débarrassé de l'appareil à inhalations.

Sa démarche est vacillante : il lève les pattes comme s'il s'avançait dans l'obscurité, et s'il craignait de se heurter contre un corps qu'il n'apercevrait pas; *vomissement alimentaire* très-abondant. L'animal avale près d'un litre d'eau. — Au bout de 5 *minutes*, la sensibilité est normale et les mouvements plus faciles. — 2 heures après, on n'observe plus de traces de l'éthérisme.

QUATRIÈME EXPÉRIENCE. — Chez un petit chien adulte, les inspirations sont continuées pendant 9 minutes. — Insensibilité au bout de 6 *minutes*. Convulsions des muscles du cou présentant un véritable caractère tétanique. Après l'expérience, l'animal éprouve un mouvement rotatoire à gauche. Il n'y a pas de vomissements.

CINQUIÈME EXPÉRIENCE. — Jeune chien de taille moyenne. — Après 6 *minutes*, perte absolue de la sensibilité; dilatation pupillaire excessive. L'animal s'affaisse et ses muscles se relâchent. Au bout de 10 *minutes* on suspend l'expérience.

Prostration extrême, immobilité et insensibilité qui durent environ 1 *minute* 1/2 ; mouvements de progression faibles et incertains ; le train postérieur paraît beaucoup plus débile que l'antérieur.

3 minutes après la cessation de l'expérience, le chien éprouve *deux vomissements abondants,* suivis d'efforts expulsifs considérables. Il boit avidement une grande quantité d'eau.

SIXIÈME EXPÉRIENCE. — On renouvelle les inhalations sur le chien qui a servi à la première expérience. La sensibilité n'est abolie qu'à la 9ᵉ *minute.* — A la 12ᵉ, les tendons des membres antérieurs sont agités de soubresauts très-rapides; de véritables spasmes roidissent les muscles du cou , l'animal fait une résistance extrêmement vive et pousse des gémissements plaintifs; 96 pulsations, 32 inspirations.

16ᵉ *minute.* Ces désordres des mouvements prennent plus d'intensité ; mais bientôt ils s'éteignent, les gémissements s'étouffent, la respiration se raréfie, le pouls se ralentit et s'efface. A la 18ᵉ *mi-*

nute, l'animal est entièrement anéanti ; il retombe sans pouls et sans respiration comme une masse inerte. On lui enlève l'embouchure de l'appareil.

Cet état de prostration ne dure que 75 secondes. Bientôt la tête se fléchit sur le côté gauche, l'animal agite ses pattes comme pour se relever. Au bout de 4 minutes, il peut se tenir quelques secondes sur ses jambes ; il éprouve *un vomissement peu abondant*.

Une demi-heure après, les mouvements sont plus assurés, mais l'animal reste abattu. Le lendemain, il est entièrement rétabli.

Septième expérience. — Une jeune chienne de grande taille présente au début de l'expérience les mêmes phénomènes que j'ai déjà décrits : résistance vive, dilatation pupillaire progressive, injection conjonctivale, etc. De la 5e à la 6e *minute*, elle éprouve un calme de quelques instants, qui est suivi de mouvements plus violents, de cris aigus, d'accélération du pouls et de la respiration. Au bout de 18 minutes, cette résistance et ces cris continuent malgré l'insensibilité profonde où est plongé l'animal. Pendant l'expérience, quelques mouvements de régurgitation se sont déclarés. Je suspends l'inhalation au bout de 19 *minutes*.

Insensibilité et immobilité absolues pendant quelques secondes, puis, mouvements de latéralité de la tête. L'animal se relève, tourne sur lui-même, d'abord de gauche à droite, puis de droite à gauche, et retombe abattu ; ses membres postérieurs sont plus faibles que les antérieurs. Il a *plusieurs vomissements extrêmement abondants;* la respiration est très-fréquente, et va jusqu'à l'essoufflement.

Le soir de l'expérience et le lendemain, cette chienne reste couchée et refuse ses aliments. Son pouls est toujours fréquent, la respiration accélérée, la soif très-vive. Le surlendemain matin, elle meurt.

Autopsie, 8 heures après la mort. — Roideur cadavérique très-prononcée. — Les membres sont dans l'extension. *Appareil respiratoire.* — La muqueuse du larynx, celle de la trachée et des bronches présentent une arborisation assez vive et une coloration rouge assez uniforme qui se prolonge aussi loin que le ciseau peut les suivre.

Les poumons sont, à leur surface, d'un rouge vif, interrompu sur plusieurs points par des taches irrégulièrement dessinées, mais nettement tranchées d'une couleur plus foncée. Ces taches, dont la grandeur peut, en somme, être comparée à celle d'une pièce de 50 centimes, sont nombreuses et paraissent siéger sous la plèvre. Le tissu pulmonaire est moelleux et crépitant sous la pression, présentant à la coupe une teinte uniforme d'un rouge vif, laissant suinter un liquide spumeux et rutilant. Une tranche de parenchyme jetée dans l'eau reste à sa surface.

Cœur. — Les cavités droites du cœur sont minces, flasques et distendues par un sang très-noir et très-liquide. Les cavités gauches sont denses, épaisses, et renferment aussi, mais en moindre proportion, du sang qui présente les mêmes caractères que celui du cœur.

Appareil cérébro-spinal. — A. *Cerveau.* Les sinus de la dure-mère sont pleins de sang qui présente les mêmes caractères que celui du cœur. La pie-mère est très-fortement injectée, surtout à la base du cerveau, surtout encore au niveau de la protubérance annulaire et au point de jonction du mésocéphale avec le bulbe. — Les plexus choroïdes sont rougeâtres et volumineux, la pie-mère se dessine en belles arborisations sur les parois des ventricules latéraux. — Le liquide céphalo-rachidien est très-peu abondant.

La substance cérébrale est très-consistante. Lorsqu'on la coupe, on voit poindre à la surface de la section un sablé très-abondant, plus confluent sur les couches optiques, les corps striés, la protubérance et le bulbe, que sur les hémisphères cérébraux et le cervelet.

B. *Moelle épinière.* — Ses membranes présentent la même vascularisation que celles du cerveau. Sa consistance paraît moindre qu'à l'état normal. La substance grise est moins ferme que la blanche et présente une teinte rosée très-marquée. Une section transversale, pratiquée à diverses hauteurs, dénote une injection beaucoup plus vive dans la région lombaire que dans les régions dorsale ou cervicale.

La muqueuse digestive, surtout celle de l'estomac, est finement vasculaire et présente des arborisations étendues. Le foie, la rate, les reins, sont gorgés de sang noir.

Bien que les inhalations d'éther nitrique n'aient jamais été suivies d'aucun accident sérieux chez les chiens qui l'ont respiré de 10 à 14 minutes, je n'ai point osé les respirer moi-même. J'ai tout lieu de croire que son action sur nos poumons serait très-prompte et réveillerait les mêmes sympathies du côté de l'estomac. Me trouvant obligé pour surveiller les expériences de me placer au-dessus de l'ouverture de l'appareil par laquelle les chiens mis en expérience exhalaient l'air respiré encore chargé de vapeurs d'éther nitrique, j'ai éprouvé à deux reprises différentes un vague sentiment de fatigue dans l'épigastre, des nausées indécises, analogues à celles que provoque une très-faible dose d'émétique. Dans la troisième partie, je poursuivrai la valeur de ce fait au point de vue de la thérapeutique. Administrer un purgatif par le poumon, serait une chose assez étrange ; et dans certains cas elle pourrait bien avoir son utilité.

Des expériences que je viens de citer il me semble résulter :

I. L'action de l'éther nitrique débute, comme

celle de l'éther sulfurique, par une excitation manifeste; elle produit ensuite une insensibilité absolue.

II. Cette insensibilité est plus lente à se développer et plus prompte à disparaître que celle de l'éther sulfurique.

III. Elle coïncide presque toujours avec la tension et la rigidité des muscles au lieu de coïncider avec leur relâchement. Cette lésion et cette rigidité affectent surtout les muscles du cou.

IV. A part quelques rares exceptions, l'éther nitrique provoque *toujours des vomissements plus ou moins nombreux*, et cette singulière propriété pourrait peut-être recevoir une application thérapeutique.

Cette action spéciale de l'éther nitrique est le fait capital qui domine tous les phénomènes produits. Je ne l'ai vue manquer qu'une seule fois d'une manière absolue, chez un chien qui n'avait respiré des vapeurs d'éther nitrique que pendant 9 minutes. (4e *Expérience.*)

V. La mort peut suivre les inhalations d'éther nitrique.

VI. Elle est probablement due à la congestion des méninges et de la pulpe nerveuse cérébro-spinale, congestion surtout intense au niveau de la protubérance du bulbe et du point de jonction de ces deux portions de l'encéphale.

VII. Les mouvements convulsifs des muscles du

cou, les mouvements de rotation à droite ou à gauche qu'on observe si souvent, paraissent indiquer une action spéciale de l'éther nitrique sur la moelle allongée dont il exciterait les propriétés motrices, et sur le cervelet dont il pervertirait les fonctions.

VIII. L'éther nitrique paraît agir encore en produisant une vive irritation du tube digestif.

OBSERVATIONS.—Il m'est impossible d'assigner au développement des phénomènes que provoque l'éther nitrique, un ordre constant, une succession régulière, comme l'ont fait MM. Flourens et Longet pour l'éther sulfurique. Les faits qui m'ont le plus frappé, sont d'abord la profonde perversion des mouvements que j'ai constamment observée, elle semblerait indiquer une action profondément perturbatrice sur la moelle épinière et sur le cervelet. L'exaltation initiale des mouvements, *la première période d'excitation*, persistent souvent jusqu'à ce que tous les accidents éthériques se soient dissipés. Cependant l'éthérisme complet amené par l'éther nitrique est caractérisé par le relâchement absolu du système musculaire.

J'ai vu une fois (3ᵉ *expérience*) l'émission involontaire de l'urine et des matières fécales, survenir à la 14ᵉ minute de l'inhalation ; les muscles du cou *seuls* étaient agités de quelques spasmes. Faut-il attribuer ce fait à l'énergie plus grande des contractions péristaltiques viscérales, ou à la paralysie des sphincters de l'anus et de la vessie? Je pencherais assez vers cette dernière opinion, car l'animal n'exerçait plus aucune résistance, ses muscles abdominaux étaient entièrement relâchés. Il est vrai qu'on pourrait dire avec M. Longet, que le système ganglionnaire n'était point encore éthérisé, et qu'il était devenu le *diverticulum de la force nerveuse;* que les contractions péristaltiques de l'intestin s'exerçant avec leur énergie habituelle, plus celle qui leur était surajoutée, pouvaient parfaitement provoquer l'éjection des matières fécales. Je comprendrais très-bien cette explication pour le rectum plein de fèces, mais elle me paraîtrait moins claire pour rendre compte d'une émission d'urine peu abondante, et qui par cela même exige de fortes contractions vésicales et le concours des muscles abdominaux, quand les sphincters jouissent de leur contractilité.

Chez le même animal, le doigt porté sur la conjonctive, ne provoquait pas l'occlusion des paupières, l'œil avait donc perdu sa sensibilité. Ce fait démontre que la moelle n'exerçait plus son pouvoir réflexe, puisque c'est en vertu de cette action que les paupières s'abaissent sur le globe oculaire dont on excite la sensibilité.

Presque toujours, les animaux qui avaient respiré de l'éther nitrique, ont bu avec une excessive avidité des quantités d'eau quelquefois prodigieuses. Ce fait, joint aux vomissements que j'ai déjà signalés, indique une vive irritation de l'estomac ; irritation d'autant plus curieuse qu'elle se manifeste en quelques minutes.

Enfin, le même chien qui a fait le sujet de ma 3⁰ expérience, a présenté une amaurose complète pendant les premières minutes qui ont suivi son éthérisation.

La plupart des considérations que je viens de présenter, se rattachent à des expériences isolées ; elles ne pouvaient être assez généralisées pour figurer dans mes conclusions. J'ai préféré les mentionner en particulier.

ARTICLE II.

ACTION DE L'ÉTHER NITREUX.

M. Flourens, le premier, a soumis des animaux aux inhalations d'éther nitreux. Dans son rapport à l'Académie des sciences, du 22 février, il dit que ses chiens étaient morts au bout d'une à 2 *minutes ;* que leur sang et leurs muscles avaient une couleur d'un *brun chocolat.* M. Balard fit la réflexion, que l'éther employé était probablement nitreux. Je regarde maintenant ce fait comme certain, en comparant les résultats que j'ai obtenus avec le peu de données qu'a laissées M. Flourens. Je viens en effet d'établir que l'éther nitrique n'amenait aucune coloration particulière du sang, et qu'il ne provoquait jamais la mort en *une ou deux minutes.*

L'éther nitreux est excessivement volatil, puisqu'il entre en ébullition à quelques degrés au-dessus de zéro. Il devait donc pénétrer dans les poumons en quantité très-considérable, et produire des effets rapides. Deux expériences m'ont suffi pour me faire juger son action.

Première expérience. — Jeune et grand chien, très-vigoureux, mais un peu mou. — Aussitôt qu'on ouvre le robinet de l'appareil à inhalations, les inspirations se ralentissent et deviennent tellement saccadées qu'il est tout à fait impossible de les compter. L'animal résiste très-vivement et pousse des cris étouffés, comme chevrotants. Au bout de 18 secondes, les membres, qui étaient tremblotants, se roidissent, la respiration s'arrête, l'animal se laisse aller, exécute encore quelques mouvements de la tête sur le tronc, et meurt. Le canal de l'urètre donne immédiatement issue à une très-grande quantité d'urine.

Autopsie. — Elle est pratiquée immédiatement.

Appareil respiratoire. — Poumons d'une teinte bistre à l'extérieur; larges taches sous-pleurales, plus foncées, tranchant vivement avec la couleur uniforme de l'organe; consistance moelleuse, crépitation facile sous le doigt; section uniformément bistrée, donnant par la pression une assez grande quantité de liquide brunâtre; la muqueuse pulmonaire est normale jusque dans les canaux bronchiques de quatrième ordre; dans les dernières ramifications, elle présente la couleur extérieure de l'organe.

Cœur volumineux : cavités droites distendues par un sang liquide, d'une couleur analogue à celle du chocolat ; cavités gauches presque vides.

Appareil cérébro-spinal. — A. *Cerveau.* Les méninges sont médiocrement injectées à la face supérieure des hémisphères cérébraux ; à la base du cerveau, leurs vaisseaux présentent une vive injection, ou plutôt une *implétion* considérable, surtout abondante aux points de jonction de la protubérance annulaire avec le bulbe, avec les cuisses du cerveau, en avant et en arrière du chiasma des nerfs optiques.

La substance cérébrale me paraît saine de couleur et de consistance. La pression fait cependant suinter à la surface des sections pratiquées, un sablé bistré très-peu abondant, pour la substance des hémisphères, beaucoup plus confluent au niveau des corps striés et des couches optiques.

B. *Bulbe.* — Sa substance présente une injection évidente à son point d'union avec le mésocéphale. Cette injection diminue progressivement à mesure qu'elle devient plus inférieure ; elle paraît plus vive pour ses faisceaux antérieurs que pour les postérieurs.

C. *Moelle.* — La pie-mère rachidienne est injectée comme celle du cerveau. La pulpe nerveuse de la moelle sectionnée à diverses hauteurs, présente un peu de pointillé à sa jonction supérieure avec le bulbe; au-dessous, ce pointillé s'efface, et la substance spinale paraît entièrement saine.

Organes digestifs.—Le foie présente à l'extérieur la même coloration que le poumon, les mêmes taches sont sous-séreuses; seulement leurs limites sont beaucoup moins bien tranchées. Le parenchyme est gorgé de sang liquide, ayant les mêmes propriétés que celui du cœur. — Les reins, la rate, ont la couleur brunâtre du foie. — La muqueuse digestive ne présente aucune altération.

Deuxième expérience. — Un chien plus petit, mais plus âgé et plus vif que le précédent, présente absolument les mêmes phénomènes; au bout de 15 secondes ses membres sont pris d'un tremblement général, il les roidit convulsivement, fait une inspiration profonde et succombe. Il a été impossible de saisir le rhythme du pouls et celui de la respiration à cause de leur irrégularité et de leur fréquence; les pupilles sont dilatées.

Autopsie, 3 heures après la mort. — Les poumons présentent les mêmes lésions que chez l'animal dont j'ai précédemment rapporté l'expérience. Leur couleur bistre est seulement beaucoup plus foncée. — Le cerveau, la moelle allongée et la moelle épinière, offrent absolument les mêmes altérations. Les cavités droites du cœur, les viscères abdominaux parenchymateux sont gorgés de sang brunâtre. — Les globules du sang ne présentent d'autre altération que celle de leur couleur.

Voici textuellement ce que dit M. Flourens sur ses expériences entreprises soi-disant avec l'éther nitrique : « Dans trois expériences faites avec *l'éther nitrique*, l'animal a constamment succombé dans l'espace compris entre 1 et 2 minutes. » Et sous forme de remarque il ajoute : «Le sang de l'animal soumis à *l'éther nitrique* devient presque tout à fait noir, ou plus exactement d'une couleur *brun chocolat* toute particulière, et les chairs ont la même couleur que le sang (1). »

CONCLUSIONS.

I. L'action délétère de l'éther nitreux est presque instantanée et peut être comparée à celle de l'acide cyanhydrique.

II. Cette action s'exerce en 18 à 22 secondes.

III. Elle paraît frapper rapidement et particulièrement la moelle allongée et le nœud vital, le mésocéphale et ses dépendances.

IV. L'éther nitreux communique au sang une couleur bistrée ou d'un brun chocolat, d'autant plus foncée que les inhalations ont été plus prolongées.

V. Les globules du sang ainsi altéré, examinés au microscope, ne présentent aucune altération de

____

(1) *Comptes rendus de l'Acad. des sciences*, 22 février 1847, p. 257.

forme ; leur consistance paraît seulement un peu moindre ; ils ne rougissent plus au contact de l'oxigène.

OBSERVATIONS. — On est frappé d'étonnement et même de frayeur, en face de cette promptitude avec laquelle l'éther nitreux tue les animaux qui le respirent. On ne saurait comparer cette action violente qu'à celle de l'acide cyanhydrique.

Les animaux n'ont que le temps d'inhaler et de se roidir ; puis ils succombent.

Je pense bien qu'ici, les partisans de l'asphyxie ne viendront pas expliquer ce fait avec leur théorie. Vous aurez beau admettre que pas une molécule d'oxigène n'a pénétré dans les poumons des animaux que vous venez de tuer avec l'éther nitreux, vous ne pourrez évidemment pas expliquer ainsi cette mort si prompte qui les a frappés.

Il y a eu évidemment ici, comme toujours, une action spéciale : les animaux sont morts empoisonnés par le poumon. Le poison qui les a tués n'a pénétré dans le sang qu'en proportions extrêmement minimes, car il n'y en avait que quelques grammes dans l'appareil, et cette quantité n'a presque pas subi de diminution appréciable, il faut donc qu'elle ait agi avec une effrayante rapidité. Quels sont les organes qui ont été frappés ; quel est le mécanisme de cette mort si instantanée ?

L'état du sang suggère la première réponse.

L'animal est mort par suite de l'altération de ce liquide. Je voudrais qu'il fût aussi facile de prouver cette assertion qu'il est aisé de l'énoncer ; avancer un fait, ce n'est pas éclairer le mécanisme qui l'a produit. Je ne doute point que la mort ne doive être la conséquence d'une altération pareille, mais je voudrais savoir s'il ne s'y joint pas une lésion rapide du système nerveux qui se surajoute à l'intoxication éthérique.

Dès la première inhalation, l'animal qui semble deviner l'action puissamment délétère des vapeurs qu'il respire, s'arrête ; à la seconde, des convulsions, des roideurs, des tremblements, agitent tous ses muscles ; ces phénomènes prennent pour ainsi dire, une *plus grande intensité* à mesure que la poitrine se dilate pour recevoir une *plus grande quantité* d'air empoisonné. Expliquerez-vous cette action si rapide, ces manifestations désordonnées du système locomoteur par un commencement d'altération du sang ? Mais ces lésions sont tellement instantanées, qu'elles se développent avant que le sang éthérisé ne soit arrivé aux centres cérébraux. Admettons que le sang ainsi altéré ne puisse plus servir à la nutrition interstitielle, et je crois que c'est incontestable ; il faudra bien reconnaître qu'il y a, en outre, une action directe exercée sur le système cérébro-spinal auquel elle est peut-être transmise par les pneumogastriques.

Il y a donc une action produite sur le système nerveux. Quelle est cette action? c'est ici qu'est tout le problème. Dire qu'elle consiste à éteindre les fonctions du système cérébro-spinal, qu'elle porte spécialement sur le nœud vital, c'est presque dire en définitive qu'elle amène la mort parce qu'elle tue. La congestion des méninges et l'engorgement sanguin des viscères ne suffisent pas pour expliquer la cessation rapide de la vie.

L'injection du bulbe au niveau du nœud vital, celle de la pie-mère au point de jonction du mésocéphale et de la moelle allongée, pourraient faire croire que l'action de l'éther s'est portée rapidement sur le nœud vital; mais, je le répète, cette opinion n'a aucune base solide et le problème attend encore sa solution.

ARTICLE III.

ACTION DE L'ÉTHER ACÉTIQUE.

J'ai seulement tenté quatre expériences sur l'action de l'éther acétique. M. Flourens l'a fait inhaler aussi à des animaux. Le 8 mars, il a lu à l'Institut cette conclusion : Que l'éther acétique ne produisait jamais que l'ivresse et l'étourdissement, c'est-à-dire, qu'il n'agissait que sur le cerveau et sur le cervelet, mais qu'il n'étendait jamais son action sur le mésocéphale pour amener l'insensibilité. M. Flourens ne donne aucun autre détail sur le nombre et la nature de ses expériences.

PREMIÈRE EXPÉRIENCE. — Un chien adulte, de grande taille, très-vigoureux, est soumis, le 8 avril, aux inhalations d'éther acétique; il oppose d'abord une vive résistance, ses inspirations sont retenues, saccadées; au bout de 2 *minutes* seulement elles se ralentissent et deviennent larges et profondes; le pouls est plein, développé, médiocrement fréquent; — à la 9e *minute*, l'animal est immobile, ses pupilles fortement dilatées ne se resserrent plus sous l'influence de la lumière; des épingles enfoncées dans ses pattes ne paraissent réveiller aucune douleur; les glandes salivaires fournissent une sécrétion excessivement abondante et visqueuse.

Croyant le chien complétement éthérisé, je cesse l'expérience; il se dresse aussitôt sur ses pattes, mais sa démarche est vacillante, sa tête est agitée de mouvements convulsifs d'avant en arrière; sa sensibilité n'est que *légèrement obtuse;* — une salive très-abondante et visqueuse s'échappe de sa gueule; agitation continuelle.

Une heure après, l'animal est parfaitement rétabli.

DEUXIÈME EXPÉRIENCE. — Un jeune chien trèsvif et de petite taille, présente au bout de 6 *minutes*, 17 inspirations et 80 pulsations; une pupille trèslargement dilatée et cependant toujours contractile, une sensibilité assez susceptible, une salivation abondante; à la 10e *minute*, les mêmes phénomènes persistent; l'expérience est discontinuée.

Agitation continuelle, démarche mal assurée, expirations violentes, mouvements automatiques incessants de la tête, qui est alternativement fléchie en avant et portée en arrière. Au bout de 5 *minutes,* l'animal se couche, mais bientôt il cède de nouveau à un irrésistible besoin de mouvement auquel succède un repos définitif.

TROISIÈME EXPÉRIENCE. — Un petit chien moins vigoureux que le précédent présente d'abord les mêmes phénomènes. Il offre 16 inspirations par minute; ce chiffre reste constant pendant toute la durée de l'expérience. — Au bout de 10 *minutes, l'insensibilité est complète,* des incisions peuvent être pratiquées sur la peau sans réveiller la moindre douleur. La main vivement agitée devant les yeux, *ne provoque pas* l'occlusion des paupières qui sont largement ouvertes, l'inhalation est continuée pendant 20 *minutes,* sans amener de changement dans les phénomènes produits. — Salivation excessive.

Après l'expérience l'animal peut se tenir sur ses pattes, quoique avec beaucoup de peine; la sensibilité momentanément abolie, reparaît au bout d'une minute et demie. — Agitation continuelle; salivation constante.

QUATRIÈME EXPÉRIENCE. — Les inhalations sont prolongées pendant 15 minutes sur un chien griffon adulte; les résultats sont identiquement les mêmes que ceux que m'a présentés le chien précédent; l'insensibilité a été produite.

Les expériences que je viens de citer confirment en partie les assertions de M. Flourens : oui, l'éther acétique agit d'abord et souvent seulement sur les hémisphères cérébraux et le cervelet; mais il peut atteindre la protubérance annulaire, et développer, comme l'éther sulfurique, une insensibilité complète.

Je résumerai donc mes résultats dans les conclusions suivantes :

I. Les inhalations d'éther acétique ne troublent nullement ou fort peu le rhythme normal du pouls et de la respiration.

II. Elles agissent surtout sur le cerveau et le cervelet; mais elles peuvent aussi porter leur action sur la protubérance annulaire et amener l'insensibilité.

III. Cette insensibilité est beaucoup plus lente à se développer et beaucoup plus prompte à disparaître que celle que produit l'éther sulfurique.

IV. Le retour de la sensibilité est toujours accompagné d'une exaltation singulière des mouvements.

V. L'éther acétique surexcite plus encore que l'éther sulfurique, les sécrétions salivaires.

OBSERVATIONS. — De ces conclusions ressort avec évidence l'innocuité des vapeurs d'éther acétique. Au début, son inhalation produit les mêmes phénomènes que celle de l'éther sulfurique; les inspirations, d'abord extrêmement gênées, s'étendent bientôt et deviennent très-profondes.

Il est un fait d'expérimentation qui peut frapper d'erreur les résultats que l'on obtient, et que je ne puis omettre de signaler. Il m'a été fourni par ma première expérience. J'ai dit que l'animal qui ne réagissait nullement contre les piqûres qu'on lui faisait subir pendant qu'il respirait les vapeurs d'é-ther acétique, avait manifesté de la douleur sous la même impression, après que l'appareil lui a été enlevé. J'avais fait la même observation dans une autre expérience, où j'avais laissé fermé le robinet de l'appareil, et dans laquelle l'animal n'avait respiré que de l'air pur. La frayeur l'avait empêché de manifester la souffrance que lui faisaient ressentir de profondes piqûres d'aiguille. Ce moyen de s'assurer de l'insensibilité est donc vicieux et insuffisant. Une forte pression qu'on peut faire éprouver aux pattes de l'animal en les comprimant sous le talon, la section d'une portion d'oreille, ou les incisions de la peau, sont bien plus sûres et bien préférables.

Si les effets anesthésiques et débilitants de l'é-ther acétique sont beaucoup moins puissants que ceux de l'éther sulfurique, son action sur les glandes salivaires est beaucoup plus prononcée. Les chiens mis en expérience sécrétaient des quantités vraiment prodigieuses de salive; et cette supersé-crétion se continuait encore longtemps après que l'expérience avait été interrompue.

ARTICLE IV.

ACTION DE L'ÉTHER FORMIQUE.

L'éther formique présente avec l'éther acétique de nombreuses analogies, analogies de composition, de propriétés physiques et même de propriétés chimiques. Il était intéressant de rechercher si ces analogies se poursuivraient au point de vue physiologique : c'est dans ce but que j'ai entrepris les six expériences suivantes.

PREMIÈRE EXPÉRIENCE. — Le 8 avril, je soumets aux inhalations d'éther formique pur un chien dogue adulte de forte taille et très-vigoureux. L'animal oppose d'abord une résistance extrême et pousse des cris plaintifs. La respiration et le pouls présentent une accélération remarquable. A la 3ᵉ *minute,* il éprouve une émission d'urine et une défécation involontaires ; les yeux sont brillants et injectés ; la résistance s'est beaucoup amoindrie ; le rhythme du pouls et de la respiration est bien moins fréquent. On peut enfoncer profondément des aiguilles dans la face palmaire des pattes et inciser les oreilles sans provoquer la moindre souffrance. Une écume abondante remplit l'embouchure et s'écoule par ses bords.

L'animal livré à lui-même reste d'abord couché sur le côté gauche, ses quatre pattes roides et écartées. Bientôt il se relève, fait quelques pas en décrivant des zigzags, secoue vivement sa tête et projette de tous côtés une salive blanchâtre très-abondante. Il se couche haletant : 2 *minutes* 1/2 après l'expérience , il paraît n'éprouver que fort peu de douleur quand on lui marche pesamment sur une patte. Au bout de 5 *minutes* , la sensibilité est entièrement revenue; après 10 *minutes,* la respiration embarrassée de l'animal me porte à l'ausculter. Je constate dans toute la poitrine quelques bulles fugaces de râle sous-crépitant très-gros; la sonoréité est parfaite.

Deuxième expérience. — Jeune petit chien faible, qui a déjà servi aux inhalations d'éther acétique et sulfurique. L'expérience est continuée pendant 4 *minutes*. L'animal a poussé des cris violents , il est devenu insensible.

Abandonné à lui-même, il reste sous une oppression suffocante , et rejette une assez grande quantité de spumosités striées de sang. Le lendemain il est rétabli complêtement.

Troisième expérience. — Sur un chien griffon adulte , extrêmement alerte et de taille moyenne, l'inhalation est prolongée pendant 6 *minutes*. Comme les autres animaux , il oppose d'abord de la résistance et pousse des cris aigus ; son regard s'injecte et la pupille se dilate.

Après l'expérience, la seule lésion fonctionnelle que l'on constate est une démarche légèrement incertaine. On s'aperçoit alors que le robinet de communication avec le réservoir n'a été qu'à moitié

ouvert. Malgré cette circonstance, les glandes salivaires fournissent une sécrétion excessive et fi-
lante qui s'écoule de la gueule de l'animal en grande
quantité.

QUATRIÈME EXPÉRIENCE. — Jeune chien de taille
moyenne. Au début de l'inhalation, je compte
42 inspirations. L'animal présente les mêmes phénomènes que les précédents. A la 10ᵉ *minute*, la
pupille est énormément dilatée, l'œil insensible ;
l'animal pousse des cris plaintifs et n'offre plus
que 22 inspirations par minute. Insensibilité profonde. A la 13ᵉ *minute*, le nombre des inspirations
est descendu à 15. Les cris ont cessé, l'animal
s'affaisse sur lui-même et ne réagit plus par le
moindre mouvement. 76 pulsations.

L'inhalation est suspendue : immobilité complète, insensibilité absolue pendant 2 *minutes*. La
respiration se relève et s'accélère peu à peu (28
inspirations). Au bout de 3 minutes, le train postérieur est agité de quelques mouvements spasmodiques. Bientôt l'animal tente de se relever et de
faire quelques pas : il éprouve deux vomissements
abondants de spumosités visqueuses. Il ne peut se
tenir sur ses pattes que 10 *minutes* après la cessation de l'expérience.

Les deux jours suivants, il refuse ses aliments
et vomit encore trois fois. Il présente une grande
gêne respiratoire et une toux profonde. 9 jours
après seulement il est entièrement rétabli.

CINQUIÈME EXPÉRIENCE. — Je soumets à l'action de l'éther formique le même animal qui a servi à ma première expérience. — 3e *minute* : défécation involontaire; efforts inouïs pour se dégager; 25 inspirations; salivation excessivement abondante; *insensibilité complète;* — 7e *minute* : 12 inspirations par minute profondes et régulières; expiration saccadée, résistance permanente, nouvelles selles involontaires; — 10 *minutes* : résistance beaucoup plus faible; 8 inspirations; — 12 *minutes* : la respiration s'arrête. J'enlève à l'animal l'embouchure de l'appareil.

Immobilité et inertie complètes. Bientôt les inspirations renaissent et prennent progressivement plus de fréquence; mouvements spasmodiques antéro-postérieurs de la tête sur le tronc. Au bout de 4 *minutes,* l'animal tente quelques mouvements de progression : il retombe impuissant; le train postérieur paraît être presque paralysé. La respiration s'est accélérée, au point de produire un véritable essoufflement; la sensibilité est *excessivement obscure.* — 10 *minutes* après l'expérience, l'animal est encore haletant, fatigué, mais susceptible de faire quelques pas assez assurés.

2 heures après, il est revenu à son état normal.

SIXIÈME EXPÉRIENCE. — Le chien que je soumets à cette expérience est celui qui m'a servi à la troisième. Il a conservé depuis sa première inhalation une toux médiocre et une anorexie qui n'a pas

cessé. Dès les premières atteintes de la vapeur éthérée, il présente 50 inspirations et un pouls extrêmement fréquent. — *6ᵉ minute : insensibilité;* résistance continuelle ; 46 inspirations. — *8ᵉ minute :*
salivation excessive ; 48 inspirations ; expiration
tremblotante, gémissements, efforts de l'animal
pour se dégager. — 11ᵉ *minute* : 5 inspirations;
plus de cris, plus de mouvements. — 12ᵉ *minute :*
les pattes se roidissent convulsivement, l'animal
s'affaisse comme une masse inerte.

L'expérience est interrompue : immobilité pendant une demie minute. Au bout de ce temps, mouvements étendus de la tête sur le tronc d'avant en
arrière, contractions spasmodiques du peaucier et
de la patte droite antérieure. — 2 *minutes et demie*
après l'expérience, les battements du cœur cessent
de se faire sentir, l'animal succombe.

*Autopsie, 2 heures après la mort. — Appareil res-
piratoire.* Arborisations très-distinctes de la muqueuse du larynx, de la trachée et des grosses
bronches. Dans les bronches de petit calibre, elles
sont remplacées par un pointillé d'un rouge vif
assez confluent. — Poumons d'une couleur rouge
rosée uniforme à l'extérieur, moelleux, crépitants,
laissant écouler à la surface des coupes qu'on pratique dans leur tissu, une spumosité rutilante, à
bulles extrêmement fines.

Cœur. — Volumineux, cavités gauches et droites
distendues par du sang noir coagulé.

Appareil digestif. — La muqueuse gastro-intestinale ne présente aucune lésion. Le foie est extrêmement volumineux, gorgé de sang; la vésicule est distendue par une bile jaunâtre; la rate et les reins sont noirâtres et infiltrés de sang.

Système cérébro-spinal. — Les méninges sont remplies d'un sang rouge noirâtre; leur injection à la base du cerveau est portée au point de faire croire à un épanchement sanguin au niveau de la jonction du mésocéphale avec le bulbe; les veines spinales sont gorgées de sang dans une étendue de 5 centimètres à peu près au-dessous de ce point de jonction. Elles cessent d'être aussi apparentes, à mesure qu'elles descendent vers la moelle épinière. Les plexus choroïdes sont volumineux et noirâtres, surtout en avant. La substance cérébrale est uniformément consistante; la substance grise a une couleur rosée, et présente à la coupe un piqueté qu'on trouve beaucoup moins évident dans la substance blanche.

Les méninges spinales sont beaucoup moins injectées que celles de l'encéphale. La substance propre de la moelle possède, dans l'intervalle de la 1ʳᵉ à la 5ᵉ paire cervicale, une couleur rosée qu'elle n'a point dans le reste de son étendue.

Le liquide céphalo-rachidien est peu abondant.

CONCLUSIONS.

I. L'éther formique exerce d'abord une impression vivement irritante sur la muqueuse pulmonaire des animaux qui le respirent.

II. Il suractive très-énergiquement les sécrétions des glandes salivaires. Cette suractivité persiste encore quelque temps après que les inhalations sont abandonnées.

III. Il anéantit la sensibilité dans un temps aussi court que l'éther sulfurique, mais les mouvements persistent toujours bien longtemps après que l'anesthésie est produite.

IV. Les muscles du cou sont presque toujours agités de mouvements convulsifs.

V. Les animaux qui meurent sous l'influence de l'éther formique présentent une congestion évidente de tous les viscères ; au cerveau, c'est le mésocéphale, la moelle allongée, les corps striés et les couches optiques qui sont plus spécialement injectés.

OBSERVATIONS.—L'éther formique développe très-rapidement une anesthésie et un affaissement complets, mais cet éthérisme est beaucoup moins innocent que celui de l'éther sulfurique et de l'éther acétique ; plus encore que ce dernier, il active la sécrétion salivaire.

L'animal qui a fait le sujet de ma deuxième expérience a rejeté des spumosités visqueuses et striées de sang ; elles annonçaient une altération assez profonde des poumons ou des bronches.

Il ne faudrait pas attribuer cette lésion aux inhalations d'éther formique, car le chien avait déjà inhalé, à deux reprises différentes, de l'éther acétique et de l'éther sulfurique. Ces inhalations avaient peut-être amené sur le poumon une inflammation plus ou moins intense, et l'irritation de l'éther formique s'ajoutant à l'altération préexistante, aurait déterminé ces petites hémorrhagies capillaires dont l'expectoration portait les traces.

Le pouls nous a offert des variations remarquables sur lesquelles je dois insister : ces variations sont surtout très-appréciables dans les expériences 5 et 6. Dans le premier cas, j'ai vu le pouls descendre, en 12 minutes, de 25 pulsations à 8 et à 0. Dans le deuxième, l'abaissement a été encore plus sensible : au début, j'ai compté 50 inspirations ; au bout de 12 minutes, il n'y en avait plus que 5. C'est la marche que suivent les variations du pouls dans les inhalations d'éther sulfurique ; mais il faut avouer qu'elle est singulièrement exagérée dans les cas dont nous parlons.

Les lésions anatomiques présentées par l'animal qui a succombé aux inhalations d'éther formique, n'ont guère différé de celles que déterminent les autres éthers. Ici, comme toujours, j'ai trouvé l'injection des méninges excessivement prononcée au niveau du sillon qui sépare le bulbe du mésocéphale et se prolongeant en partie sur l'un et l'autre de ces organes. On sait que le nœud vital, le principe de l'existence, n'est pas éloigné de ce point. La distension des vaisseaux y provoque une compression qui doit être beaucoup plus forte pendant la vie qu'on ne peut l'apprécier quand la circulation est arrêtée. Cette compression ne pourrait-elle pas concourir à amener la mort, et peut-être même suffire pour la provoquer?

ARTICLE V.

ACTION DE L'ÉTHER CHLORHYDRIQUE.

Après l'éther sulfurique, l'éther chlorhydrique est un de ceux sur lesquels l'attention des physiologistes s'est le plus portée.

M. Flourens l'a fait respirer trois fois à des chiens; dans la première expérience l'animal succomba, mais accidentellement.

Dans la deuxième et la troisième, l'éthérisme complet fut amené en 12 minutes. On observa les mêmes phénomènes qu'avec l'éther sulfurique; seulement, ces phénomènes se développèrent plus rapidement et disparurent aussi avec plus de promptitude.

Dans la *Gazette médicale de Strasbourg*, du 20 février, M. le professeur Sédillot rapporte les résultats de son expérience sur l'ether chlorhydrique. Voici comment il s'exprime : « Nous avons expérimentalement employé l'éther chlorhydrique avec M. Oberlin, et les phénomènes d'engourdissement, d'assoupissement et de stupeur furent les mêmes qu'avec l'éther sulfurique. »

Quant aux lésions anatomiques que cet éther peut déterminer, M. Flourens a signalé la coloration du sang qui reste beaucoup plus rouge que lorsque l'animal a succombé aux inhalations d'éther sulfurique.

Les résultats de M. Flourens, on le voit, ne sont pas tout à fait conformes à ceux de MM. Sédillot et Oberlin; il me semble même que M. Flourens tire des faits qu'il rapporte une déduction un peu hasardée. Il dit que l'éthérisme complet peut se développer en 12 minutes sous l'influence de l'éther chlorhydrique et qu'il est plus rapide que celui que déterminent les inhalations d'éther sulfurique ; mais dans ce dernier cas le développement complet du collapsus éthéré exige-t-il donc 12 minutes ? n'est-il pas habituellement arrivé à son summum en 6 à 8 minutes ? et M. Flourens ne l'établit-il pas lui-même dans ses précédentes communications ?

Or, puisque l'éthérisme chlorhydrique est plus prompt à se manifester que celui de l'éther sulfurique, c'est donc en moins de 6 à 8 minutes qu'on doit l'observer.

Les résultats du professeur Heyfelder confirment du reste cette assertion, ils coïncident avec ceux de M. Sédillot et ceux de M. Flourens quant à cette conclusion que l'éthérisme chlorhydrique est de même nature, mais plus rapide à se manifester que l'éthérisme sulfurique.

ARTICLE VI.

ACTION DE L'ÉTHER IODHYDRIQUE.

L'action de l'éther iodhydrique paraissait devoir être intéressante à plusieurs titres : cet éther est de tous le plus dense et le moins volatil; de plus, il renferme en quantités énormes un principe essentiellement actif et aussi volatil par lui-même, l'iode. Il en contient les 4/5 de son poids.

A l'hôpital militaire de Strasbourg, j'avais vu M. Sédillot employer cet agent dans des engorgements glandulaires anciens ou des indurations rebelles, à des doses extrêmement considérables. Bien que la quantité d'éther ingérée fût très-forte, aucun accident n'avait jamais suivi son administration. Cette innocuité jointe au peu de volatilité de ce composé, me faisaient croire, *à priori,* qu'il ne modifierait que fort peu la surface pulmonaire. Les expériences suivantes m'ont révélé des faits inattendus.

Première expérience. — Sur un jeune chien vigoureux et de taille moyenne, on observe une résistance qui cesse rapidement. Au bout de 2 *minutes, l'insensibilité est complète* et l'animal s'affaisse sur lui-même. L'éthérisme dure environ 1 *minute*, et se dissipe facilement.

Deuxième expérience. — Grand chien adulte,

très-robuste : la résistance qu'il oppose cesse presque aussitôt que les vapeurs éthérées ont accès dans les poumons. L'inspiration, qui d'abord était retenue et saccadée, devient bientôt large et puissante. *L'insensibilité est complète à la 3ᵉ minute.*

L'animal livré à lui-même présente une rigidité générale très-considérable, surtout dans les muscles du cou et ceux du tronc. Un regard effaré et une immobilité absolue qui dure 30 *secondes*. Bientôt il se remet sur ses pattes, fait quelques pas en vacillant ; 5 *minutes* après, ses mouvements sont assurés et sa sensibilité aussi susceptible qu'à l'état normal.

Troisième expérience. — Petit chien, âgé mais très-vivace, ayant déjà servi à d'autres expériences quelques jours auparavant. Résistance très-courte. 2ᵉ *minute : insensibilité complète,* affaissement général ; — 3ᵉ *minute :* les muscles de la partie postérieure du cou se roidissent à mesure que l'expérience se prolonge. Bientôt la respiration cesse, l'animal a perdu tout mouvement, ses yeux sont brillants et injectés, la pupille extrêmement dilatée. Au bout de 6 *minutes*, les inhalations sont interrompues.

Roideur permanente des muscles du cou s'étendant ensuite aux autres muscles ; flexion de la colonne vertébrale en arc de cercle à concavité antérieure. Bientôt ces contractions permanentes dégénèrent en véritables convulsions qui agitent le tronc et les membres pendant 2 *minutes*. Le chien se remet alors sur ses pattes, il tourne sur lui-même, d'abord de droite à gauche, puis de gauche à droite ; 5 *minutes* après, il boit avec avidité une grande quantité d'eau. Au bout de 20 *minutes*, il manifeste une grande tendance au repos, éprouve un vomissement et s'endort.

QUATRIÈME EXPÉRIENCE. — Jeune chien robuste ; résistance nulle. Insensibilité profonde au bout de 4 ou 5 *inspirations*. Affaissement complet, inertie absolue. L'inhalation est continuée pendant 5 *minutes* sans apporter aucune modification à cet état. *Dilatation pupillaire.*

Abandonné à lui-même, l'animal exécute de rapides mouvements de progression. Il s'élance en avant et va se heurter contre tous les objets qui se trouvent sur son passage et qu'il ne voit pas. Lorsqu'il marche plus paisiblement, il lève très-haut ses pattes, comme on le fait lorsqu'on s'avance dans les ténèbres. La sensibilité a reparu 2 *minutes* après qu'on a cessé l'expérience.

CINQUIÈME EXPÉRIENCE. — Un jeune chien griffon, très-vigoureux et très-bien portant, tombe dans une insensibilité absolue en une *demi-minute*. Au bout d'*une minute*, les muscles postérieurs du cou commencent à présenter une roideur qui s'étend progressivement aux muscles du tronc. La dilatation pupillaire suit une marche croissante analogue, jusqu'à la fin de l'expérience. A la 3ᵉ *minute*, les inhalations sont suspendues.

L'animal reste d'abord immobile, couché sur le côté droit; les muscles de la partie postérieure du tronc, et ceux des membres, présentent une roideur tétanique; les yeux sont grandement ouverts, et les pupilles fortement dilatées. Au bout d'*une minute,* l'animal se dresse sur ses pattes; sa démarche est vacillante; bientôt il s'élance en avant et s'enfuit en faisant de nombreuses pirouettes sur lui-même.

Sixième expérience. — Sur un vieux chien de petite taille, mais très-vif, l'insensibilité ne se déclare qu'au bout de 3 *minutes;* à la 15e *minute,* les yeux largement ouverts sont immobiles; la pupille est tellement dilatée qu'on n'aperçoit plus l'iris (100 pulsations). — 20 *minutes :* les paupières sont agitées de clignotements convulsifs; les muscles postérieurs du cou sont fortement contracturés. Je compte 90 pulsations et 48 inspirations. — 25 *minutes :* mêmes phénomènes, roideur générale, 50 pulsations seulement. L'inhalation est interrompue à la 30e *minute;* la respiration est très-rare.

Après l'expérience, l'animal reste dans une immobilité absolue pendant une minute; il fait avec effort quelques inspirations stertoreuses; ses pattes de derrière éprouvent quelques mouvements incertains; un véritable accès de suffocation se déclare pendant quelques secondes. — A la 3e *minute,* la tête se fléchit sur le côté droit, la pupille reste énormément dilatée. A quelques instants de calme, succèdent des spasmes violents des muscles postérieurs du cou. De la 5ᵉ à la 12ᵉ *minute*, l'animal semble plongé dans un profond sommeil ; lorsqu'on lui marche sur les pattes, il les retire mollement, s'éveille et se rendort immédiatement. — A la 12ᵉ *minute*, il essaye de se relever, fait quelques pas en chancelant, et retombe accablé. — 14 *minutes* après l'expérience, il rejette par le vomissement des matières visqueuses, sanguinolentes, analogues aux crachats rouillés des pneumoniques. — A la 16ᵉ *minute*, il se blottit et s'endort. Le lendemain, on le trouve mort à la même place.

(Cet animal avait servi à d'autres expériences : il m'avait paru entièrement rétabli.)

Autopsie, 21 heures après la mort.—Appareil respiratoire. Le poumon est à sa surface d'une couleur rouge cerise ; il présente des plaques ecchymotiques très-larges et très-nombreuses. Les bronches sont injectées et pleines de spumosités rougeâtres et visqueuses. Les poumons sont engoués d'une manière évidente, surtout en arrière des deux côtés ; leur parenchyme surnage l'eau.

Les cavités du *cœur* sont remplies d'une grande quantité de sang noir, liquide, mêlé seulement à quelques caillots ; les veines caves sont aussi distendues par du sang, les artères sont vides.

Système nerveux. — Les méninges cérébro-spinales sont très-fortement injectées, surtout à la base du cerveau, au niveau du sillon bulbo-mésocéphalique. La substance cérébrale est blanche et très-consistante.

Le tube digestif est parfaitement sain : les viscères abdominaux sont gorgés de sang noir, suintant abondamment sur la coupe de leur parenchyme.

Septième expérience. — Un tout petit chien, très-vieux, perd sa sensibilité en 2 *minutes.* Les membres tombent dans le collapsus. — 4ᵉ *minute* : je compte 15 inspirations; même affaissement. — 6ᵉ *minute* : les muscles des membres se roidissent tout à coup, l'animal essaye de se dégager. Il exécute avec ses pattes de devant des mouvements de natation. — 10ᵉ *minute* : cris plaintifs, mouvements continuels des membres inférieurs, spasmes des muscles cervicaux postérieurs; les yeux sont fixes, ouverts, les pupilles largement dilatées; le doigt porté sur le globe oculaire ne provoque nullement l'occlusion des paupières; l'insensibilité est absolue. — 12ᵉ *minute* : 20 inspirations larges et régulières; l'animal tombe dans un nouveau collapsus. — 14ᵉ *minute* : 46 inspirations, plus de gémissements; mouvements automatiques de la patte antérieure droite. — 22ᵉ *minute* : 76 inspirations. — 25ᵉ *minute* : 50 inspirations; inertie absolue. Je cesse l'expérience.

L'animal reste immobile, essoufflé pendant une minute à peu près; puis il se roule sur lui-même, tente de se relever et retombe lourdement. Il essaye d'avancer en s'appuyant sur son museau et se servant des pattes antérieures ; le train postérieur n'exécute aucun mouvement. Au bout de 5 minutes seulement, ce chien peut se tenir en vacillant sur ses pattes ; il se couche et meurt dans la nuit.

L'autopsie pratiquée 23 heures après la mort indique à peu près les mêmes altérations que chez le précédent, seulement le dernier renflement de la moelle épinière me paraît beaucoup plus vivement vascularisé.

Les poumons ne sont nullement engoués, les bronches présentent quelques arborisations fugaces.

Les viscères abdominaux sont fortement engorgés ; le sang que renferment les cavités droites du cœur est noir et semi-liquide.

Huitième expérience. — Une jeune et forte chienne tombe insensible en 2 *minutes;* cris aigus, résistance vive, convulsions, roideurs tétaniques des muscles post-cervicaux, défécation involontaire. Au bout de 10 *minutes,* inertie, impuissance complètes.

Après l'expérience, immobilité, puis tendance à la progression en avant ; l'animal s'élance avec vigueur et va se heurter contre tous les objets qu'il rencontre ; un accablement profond succède à cette agitation ; cette chienne succombe 16 heures après.

L'autopsie démontre les mêmes altérations des solides et des liquides que j'ai mentionnées dans la dernière expérience ; même injection méningée à la base du cerveau.

NEUVIÈME EXPÉRIENCE. — Un chien très-robuste se laisse aller au bout d'une minute d'inhalation ; il ne manifeste aucune douleur aux plus profondes incisions. — Après la 1ʳᵉ *minute,* il est toujours insensible, mais ses mouvements se réveillent ; il semble vouloir opposer une vive résistance aux aides qui le maintiennent. A la 15ᵉ *minute,* cette résistance se calme, il retombe comme une masse inerte.

L'immobilité absolue persiste pendant 1/2 *minute ;* la sensibilité n'est complète qu'au bout d'une minute ; la démarche est titubante, les yeux excessivement injectés. Au bout d'une heure, tous les phénomènes de l'éthérisme se sont dissipés.

DIXIÈME EXPÉRIENCE. — Une jeune et grande chienne est soumise à l'inhalation de l'éther iodhydrique pendant 18 minutes. Elle présente, comme les autres animaux, ces alternatives de calme et d'agitation, cette accélération du pouls, suivie de son ralentissement jusqu'au moment de l'anéantissement complet.

Après l'expérience, elle est en proie à de véritables convulsions, à des accès tétaniques qui sont suivis de la mort au bout de 3 heures.

L'autopsie, faite immédiatement, révèle absolument les mêmes désordres que j'ai déjà signalés, seulement les bronches sont *parfaitement saines.*

Les onzième, douzième, treizième et quatorzième *expériences* ne sont continuées que pendant 2 minutes, 2 minutes 1/4, 2 minutes 1/2, 3 minutes ; l'insensibilité s'est toujours développée avant les 2 premières minutes ; elle a constamment été suivie de mouvements convulsifs des muscles cervicaux et des muscles du tronc ; aucun accident grave n'a jamais suivi ces inhalations. Comme ces résultats sont pour ainsi dire identiques avec ceux des autres expériences que j'ai rapportées avec détail, je me dispense de les développer plus amplement.

CONCLUSIONS.

I. L'éther iodhydrique inhalé produit une insensibilité beaucoup plus rapide et tout aussi durable que celle de l'éther sulfurique.

II. Il agit spécialement sur le système locomoteur et provoque de sa part les réactions les plus variées.

III. Il détermine le plus souvent un premier affaissement, puis une excitation violente qui aboutit à un collapsus absolu.

IV. Il paraît porter plus spécialement son action sur la moelle allongée et la moelle épinière. C'est ce que semblent démontrer les spasmes cervicaux et la faiblesse fréquente du train postérieur.

V. Son inhalation peut amener la mort en 10 à 18 minutes.

VI. Les animaux qui succombent sous l'action de l'éther iodhydrique, présentent les mêmes altérations anatomiques, que ceux qui meurent sous l'influence de l'éther sulfurique. — Le renflement lombaire de la moelle épinière paraît seulement plus injecté.

OBSERVATIONS. — Dès les premières expériences que je tentai sur l'éther iodhydrique, je crus avoir trouvé un agent anesthésique bien supérieur à l'éther sulfurique. Quelques inhalations, en effet, suffisaient pour faire taire toutes les réactions motrices et amenaient une prompte insensibilité. Mes espérances furent déçues aussitôt que je voulus prolonger mes expériences au delà de quelques minutes.

Les phénomènes qui traduisent l'action de l'éther iodhydrique, sont soumis dans leur ordre de succession, c'est-à-dire dans leur marche, à des variations dont aucun autre éther ne nous offre l'exemple. La première impression est sédative, elle produit des effets analogues à ceux de la 2e ou même de la 3e période de l'éthérisme ordinaire. Vers la 2e ou la 3e minute, cette sédation se dissipe, en général, et des spasmes ou des contractions permanentes la remplacent ; puis elles s'éteignent elles-mêmes, et font place à une inertie absolue que suit la mort quand l'inhalation est continuée.

La marche de l'éthérisme iodhydrique présenterait donc généralement trois périodes : 1° une période de sédation et d'insensibilité ; 2° une période d'excitation très-manifeste (les mouvements ne sont pas incompatibles avec l'insensibilité) ; 3° une période de collapsus ou d'inertie.

Il faut dire cependant que la première période est quelquefois précédée d'une excitation légère.

Deux fois l'excitation m'a paru se concentrer sur le cervelet. Le chien de la 3ᵉ expérience a présenté des mouvements rotatoires alternatifs et en sens inverse; celui de la 5ᵉ était obligé de suivre un mouvement de propulsion en avant qui était irrésistible.

L'animal qui a fait le sujet de la 4ᵉ expérience a présenté une paralysie de la rétine bien évidente. Enfin celui de la 7ᵉ m'a offert des variations du pouls tout à fait en rapport avec celles qu'il parcourt dans l'éthérisme sulfurique. Dans la première période, le pouls ne battait que 15 fois par minute; puis son rhythme s'est élevé jusqu'à 76 pulsations : c'était le terme de la période d'excitation. Il était redescendu à 50 dans la période d'inertie, lorsque l'expérience a été discontinuée.

En définitive, l'éther iodhydrique nous prouve ce fait important : que l'énergie d'une substance inhalée n'est pas toujours en rapport avec sa volatilité. En effet, après l'éther nitreux, c'est lui qui produit la mort le plus rapidement, c'est lui qui imprime de la manière la plus instantanée des modifications profondes à tout l'organisme. L'éther nitreux est l'éther le plus délétère; mais je crois que son action tient à sa constitution chimique et aux combinaisons qu'il peut former avec le sang, bien plus qu'à la quantité de sa vapeur qui pénètre dans le poumon dans un temps donné.

L'éther iodhydrique nous démontre enfin combien le mode d'administration d'un médicament peut en varier les effets. Ce même composé, que nous avions vu administrer à des doses énormes, et qui pouvait être impunément ingéré dans l'estomac; cet agent enfin qui paraissait jouir de la plus parfaite innocuité, devient un poison violent quand on *administre sa vapeur,* quand on en fait absorber des quantités beaucoup plus infimes, et cela, par le fait seul que ce n'est plus la même muqueuse qui l'introduit dans l'organisme.

CONCLUSIONS GÉNÉRALES.

I. Tous les éthers peuvent éteindre la sensibilité, mais aucun ne produit ce résultat d'une manière plus constante et aussi innocente que l'éther sulfurique.

II. Tous les éthers portent leur action sur la motricité qu'ils exaltent ou qu'ils pervertissent, plus spécialement que sur la sensibilité. L'éther sulfurique, au contraire, agit surtout sur l'appareil sensitif.

III. Tous les éthers provoquent une énorme dilatation pupillaire. L'éther formique, l'éther nitrique et l'éther iodhydrique ont déterminé trois fois la paralysie de la rétine.

IV. De tous les éthers, l'éther nitreux est le plus actif. Après lui viennent l'éther iodhydrique, l'éther formique, l'éther chlorhydrique, l'éther acétique, l'éther oxalique.

V. *L'énergie d'un éther n'est pas toujours en rapport avec sa volatilité.*

Les expériences et les considérations que nous avons rapportées, à propos de chaque éther, nous portent à en déduire les conclusions suivantes.

CHAPITRE II.

DE L'ACTION DE QUELQUES AUTRES SUBSTANCES VOLATILES INHALÉES.

Les expériences que j'ai entreprises sur les différents éthers m'ont porté à rechercher quelle serait l'influence des autres substances volatiles, substances susceptibles, par conséquent, d'être administrées par inhalation. Comme les résultats que j'ai obtenus n'ont eu rien de bien tranché, je vais les rapporter brièvement.

1° *Acétone.* — Je l'ai fait respirer pendant 2 minutes 1/2, à un petit chien faible, de petite taille. Il a opposé d'abord une résistance assez vive, puis sa respiration s'est accomplie normalement. Après l'expérience, il s'est accroupi et a manifesté une grande tendance au sommeil. La sensibilité a toujours été normale.

Une chienne de très-forte taille a été soumise aux mêmes inhalations pendant 8 *minutes*. A la 5ᵉ *minute*, elle a paru insensible; le pouls, qui était très-fréquent au début de l'expérience, s'est ralenti progressivement. Les inspirations sont larges et profondes. Après l'expérience, l'animal est agité, puis il se couche et les paupières s'abaissent. Il paraît livré à un sommeil tranquille, mais il se réveille quand on l'appelle, et s'assoupit immédiatement après. — La sensibilité s'est rétablie aussitôt que les inhalations ont été discontinuées. Je ne suis pas certain qu'elle ait existé, à cause de la timidité de l'animal, qui n'osait pas réagir.

Le phénomène qui m'a frappé parmi tous ceux que produit l'acétone, c'est cette propension si remarquable au sommeil que tous les animaux ont manifestée.

2° *Créosote.* — J'ai fait d'abord respirer la créosote dans la proportion de 25 gouttes, puis de 45 gouttes pour 50 grammes d'éther. Dans les deux cas, je n'ai constaté que les phénomènes habituels de l'éthérisme ; la créosote ne m'a paru nullement les modifier.

Respirée pure, elle n'a produit aucun phénomène remarquable à la température ordinaire, après une inhalation d'une demi-heure.

A + 25°, et au bout de 20 minutes, les résultats ont été nuls.

Enfin, à + 60°, ils n'ont eu rien de bien tranché.

3° *Camphre.* — A la température ordinaire, il n'a sur les chiens aucune action, même après avoir été respiré pendant une demi-heure.

A la température de + 80°, échauffé au point qu'il

se condensait en lames cristallines sur la paroi supérieure du réservoir de l'appareil, et inhalé pendant 25 *minutes*, il n'a produit qu'une accélération très-grande de la respiration et du pouls, qui battait 150 fois par minute. Cet effet doit, ce me semble, être attribué bien plutôt à la température de l'air inhalé qu'aux vapeurs qu'il renfermait. En effet, après l'expérience l'animal était essoufflé, sa respiration était très-fréquente et sa soif excessive.

-- 4° *Essence de lavande.* — Un premier chien la respire pendant 18 *minutes*, il présente quelques frémissements dans les membres postérieurs, une dilatation médiocre de la pupille, une sensibilité parfaite. Après l'expérience, il paraît seulement un peu étonné, il expire fortement deux ou trois fois, frotte son museau contre le sol et reprend toute sa gaieté.

Un autre animal beaucoup plus petit que le précédent, mais très-bien portant, présente absolument les mêmes phénomènes après une inhalation qui a duré 20 *minutes*.

5° *Essence d'amandes amères.* — Une jeune chienne, de grande taille, présente des alternatives de fréquence et de calme du pouls et de la respiration. Elle reste constamment dans une immobilité absolue. Après 15 minutes d'inhalation, elle n'éprouve aucun accident particulier (c'est le même animal qui a servi à la deuxième expérience faite sur l'acétone).

6° *Essence de moutarde.* — Chien de petite taille, très-alerte. Résistance vive, cris étouffés, respiration retenue, courte, saccadée, fréquente ; pouls rapide en raison de la multiplicité des mouvements. Ces désordres continuent pendant les 7 *premieres minutes ;* l'animal a quelques moments de calme, mais les cris plaintifs ne cessent pas. Bientôt il recommence sa résistance, jusqu'à ce qu'on le débarrasse de son appareil, au bout de 14 *minutes.*

Le soir et le lendemain, ce chien refuse ses aliments et reste couché. Il éprouve une toux sourde, fréquente, humide. Le surlendemain, il succombe. L'autopsie démontre une vive inflammation des bronches et un engouement pulmonaire double très-considérable.

OBSERVATIONS. — On voit qu'à part l'essence de moutarde qui tue, et l'acétone qui provoque la somnolence, toutes les autres essences inhalées sont parfaitement innocentes, du moins elles ne produisent pas d'effets appréciables chez les chiens. Je suis loin de dire qu'elles auraient la même innocuité chez l'homme. On ne peut apprécier chez les animaux que les grands effets qui résultent des profondes perturbations subies par les grands appareils sensitif ou locomoteur, mais on ne peut pas saisir une foule d'influences plus délicates que l'homme peut traduire par ses paroles, et que les animaux ne peuvent manifester.

TROISIÈME PARTIE.

DES APPLICATIONS THÉRAPEUTIQUES

DE L'ÉTHER SULFURIQUE.

APERÇU HISTORIQUE.

J'ai déjà donné la raison de cette ardeur si vive et de cet enthousiasme si passionné qui accueillirent à leur apparition les inhalations de la vapeur de l'éther.

La médecine opératoire fut la première à profiter des bénéfices de la découverte américaine. Partout la question s'enrichit de faits nouveaux et d'applications imprévues. Je ne puis m'empêcher de donner une idée du mouvement rapide qu'elle a suivi dans les diverses parties de l'Europe et du nouveau monde, de résumer en quelques mots l'histoire thérapeutique de l'éther.

En Amérique, le dentiste Morton, après avoir arraché plusieurs dents sans faire éprouver aucune douleur à ses patients, se décida à divulguer un agent thérapeutique qui ne pouvait rester secret.

Il le communiqua aux chirurgiens de l'hôpital de Massachusetts, et le vendredi 16 octobre 1846, le docteur J. C. Warren éthérisa un malade, auquel il devait enlever une tumeur du cou. Les docteurs Hayward, Thownsend, Bigelow, Pierson de Salem l'imitèrent. J. Masson Warren publia ses observations sur l'éthérisation, le docteur Parkmann réduisit une luxation de l'humérus, après avoir relâché le système musculaire de son opéré par l'éther inhalé, et le 3 novembre, M. Bigelow lut devant la Société de médecine de Boston, le premier Mémoire étendu qui ait été imprimé sur l'éthérisation (1).

J'ai déjà tracé dans mon introduction l'évolution rapide qu'avait subie la question en Angleterre et surtout en France, où elle a reçu dans sa dernière impulsion, ses derniers perfectionnements. Pour en donner une idée, je vais énumérer les opérations qui avaient été déjà pratiquées avec le secours de l'éther, le 26 janvier ; il y avait à peine un mois que la découverte était connue en Europe.

Désarticulation d'un doigt (Malgaigne)	1
de quatre doigts (Mac'-Murdoch)	1
de la main (Guyot et Duval)	1
Amputations de l'avant-bras (Liston)	1
de la cuisse (Liston, Lansdown, Malgaigne, Jobert de Lamballe, Duncan, Laugier)	6

(1) *Boston medical and surgical Journal.*

Amputations de la jambe (Adams (Londres), Knowles). 2
        Taille (Morgan et Guthrie).............. 1
        Hernie inguinale étranglée (Morgan)..... 1
        — crurale (Patridge).............. 1
Hydrocèle (Ricord)...................... 1
Phymosis (Thomson et Fergusson)...... 2
Extirpations de condylomes (*Idem*)..... 2
        — de tumeurs au cou (Malgaigne) 2
        — de tumeurs au rectum (Roux). 1
        — à la cuisse (Velpeau)....... 1
        — au pli du coude (Clément et
            Pereshav).............. 1
Extraction simple (Liston)............ 1
Cathétérisme dans un cas de rétrécisse-
    ment (*Idem*).................... 1
Fistule à l'anus (P. Guersant)......... 1
Ouverture d'abcès à l'anus (Fergusson)... 1
        — phlegmoneux (Malgai-
            gne).............. 1
Formation de bouche (Liston).......... 1
Application du cautère actuel (Blandin).. 1
Extirpation de cataracte.   1
Blépharoptose.   Brett (Londres) 1
Strabisme.   1
Extirpation de l'œil (Lawrence)......... 1 opérat.

                    Total... 36 opérat.

Sans compter de nombreuses extirpations de
dents, pratiquées par M. Robinson, de Londres (1).
Toutes ces opérations avaient été généralement
suivies de succès. Depuis, leur nombre s'est multiplié à l'infini ; il est inutile d'en relever le chiffre,
les propriétés merveilleuses de l'éther sont maintenant reconnues.

En *Allemagne*, la question ne fut connue qu'un

(1) *Gazette médicale*, 6 février 1847, p. 103.

peu plus tard ; partout les chirurgiens cherchèrent à l'étendre et à l'éclairer.

A *Vienne,* le professeur de Wattmann réséquait le maxillaire inférieur sur un malade éthérisé, et le docteur Schuh obtenait trois succès complets dans une amputation de cuisse, l'extraction d'une dent et l'ablation d'une tumeur.

A *Munich,* le professeur Rothmund pratiquait une opération d'autoplastie à la joue, et portait le cautère actuel sur une fistule stercorale de l'abdomen. Il signalait un cas de congestion vers le cerveau, provoquée par l'éther, et pouvait réduire par le simple taxis, une hernie étranglée depuis trois jours, qui avait résisté à tous les autres moyens de traitement.

A *Augsbourg,* le docteur Reisinger employait avec succès l'éthérisation dans l'application du cautère actuel pour une coxalgie chez une jeune fille, dans l'opération du phimosis et une amputation de la jambe.

A *Erlangen,* le professeur Heyfelder adoptait avec empressement le nouvel agent anesthésique, et l'employait dans cent vingt cas différents. Il notait les singulières aberrations de l'intelligence et les variétés infinies de l'insensibilité et des altérations de la motricité.

A *Hombourg-les-Bains,* le docteur Trapp enlevait trois tumeurs enkystées sur la tête d'un malade qui était tombé dans l'assoupissement après huit ou dix inspirations de vapeur d'éther.

A *Manheim*, le docteur Hammer débarrassait un homme d'une énorme tumeur de la paupière supérieure, et opérait un jeune garçon du strabisme. Chez une primipare de 18 ans, il constatait une inertie momentanée de l'utérus, suivie de contractions plus énergiques et d'une délivrance exempte de tout accident.

A *Berlin*, les professeurs Dieffenbach et Jüngken faisaient participer leurs opérés au bénéfice de la nouvelle découverte et encourageaient par leur exemple, la hardiesse des médecins allemands (1).

A *Gœttingue*, le professeur Sieboldt appliquait hardiment les inhalations d'éther dans les cas d'accouchements difficiles et d'accouchements naturels (2).

En *Suisse*, M. Mayor, de Lausanne ;

En *Russie*, M. Pirogoff ;

En *Italie*, le successeur de Scarpa, M. Porta, de Pavie, et le professeur Buffini, de Milan, interprétaient l'action thérapeutique de l'éther et tâchaient de la rallier à l'école Rasorienne.

Si j'ai peu insisté sur l'historique des applications de l'éther qui ont été entreprises par les chirurgiens français, c'est que j'aurai le plus souvent à les citer dans le cours de ce travail.

(1) Aronssohn, *Gazette méd. de Strasbourg*, 1847.
(2) *Comptes rendus de l'Université de Gœttingue*, mai 1847.

J'examinerai d'abord les conditions générales qui contre-indiquent l'usage des vapeurs d'éther.

J'apprécierai ensuite successivement les applications thérapeutiques qu'elles ont fournies à la chirurgie, à la médecine, à l'art obstétrical et à la médecine légale.

CHAPITRE PREMIER.

DES CONDITIONS GÉNÉRALES QUI CONTRE-INDIQUENT L'INHALATION DES VAPEURS D'ÉTHER.

Ces conditions tiennent ou bien : 1° à l'état physiologique de l'individu, ou bien : 2° à un état morbide particulier.

1° *Contre-indications physiologiques.* — Ce sont celles qui ont rapport à l'âge, au sexe, au tempérament et à la constitution.

A. *Age.* — L'inhalation des vapeurs éthérées a été employée aux deux extrêmes de la vie. En Angleterre, M. Nordmann a éthérisé un enfant de huit mois auquel il a enlevé une tumeur érectile de la joue. L'opération a été des plus heureuses (1). L'insensibilité avait été produite à l'aide d'un mouchoir imbibé d'éther qu'on avait placé devant la bouche du petit malade. — En Allemagne, le professeur Heyfelder (2) a rendu insensible un

(1) *Westminster medical Society.*
(2) Mém. cité.

petit enfant de dix mois, qu'il a opéré d'un bec-de-lièvre double. Cette opération avait été faite une première fois, et n'avait pas réussi.

Ces deux faits nous prouvent que les vapeurs d'éther sont complétement innocentes sur les enfants qui sont encore à la mamelle. On aurait pu le présumer d'après leur innocuité chez les fœtus, mais la plus grande prudence doit toujours présider à l'éthérisation dans ces cas qui ne sont qu'exceptionnels. Cette prudence ne doit pas aller cependant jusqu'à la timidité, car tout le monde connaît la difficulté avec laquelle on maintient les enfants que l'on veut opérer, surtout à la face. L'inhalation de l'éther, en les plaçant dans une immobilité et une insensibilité complètes, donne à l'opérateur plus de sécurité et à l'opération plus de chances de guérison.

A l'hôpital des orphelins, des enfants de sept à quatorze ans ont pu être impunément éthérisés par M. Delabarre, et subir, dans cet état, des extractions de dents, sans qu'il en soit résulté le moindre inconvénient.

Chez les vieillards, l'éthérisation peut être faite avec la même sécurité. Nous voyons M. Roux l'employer sur un malade de 80 ans, qu'il opère de la taille, et M. Giraldès sur un vieillard de 80 ans. Les cas dans lesquels on a éthérisé des hommes de 60 ans, sont très-communs, ils n'ont jamais offert aucun accident particulier.

Je crois cependant, qu'en raison de la lenteur de la circulation et des altérations fréquentes du système vasculaire, que présentent si souvent les vieillards, il serait imprudent de prolonger trop longtemps chez eux, l'état d'insensibilité et d'inertie, que déterminent les inhalations éthérées.

B. *Sexe.* — Les femmes comme les hommes sont soumises à l'action stupéfiante de l'éther ; seulement, leur nature plus délicate, leur système nerveux plus impressionnable, les rendent plus accessibles à l'influence de cet agent. Quelques-unes ont éprouvé de véritables attaques d'hystérie, d'autres ont trouvé des visions érotiques dans l'extase où l'éther les avait plongées ; d'autres enfin, sont tombées dans de véritables convulsions. Ces faits sont incontestables, mais ils sont loin de représenter la majorité des cas ; ce ne sont, en définitive, que des exceptions. Il suffit, pour s'en convaincre, de relever les cas nombreux d'éthérisation chez les femmes, que renferment les revues périodiques.

Et, c'est cependant là le thème des accusations précoces que M. Magendie fulmina contre l'emploi des vapeurs d'éther ; c'est toujours le grand argument de ceux qui, encore aujourd'hui, poursuivent l'éther de leurs objections intempestives. Mais combien de femmes n'ont-elles pas inhalé l'éther, sans en éprouver aucune secousse nerveuse de nature inquiétante ! — M. Velpeau et bien d'autres ont éthérisé des filles hystériques, sans provoquer, ni hâter leurs attaques. Enfin, les inhalations d'éther ont été même employées contre l'hystérie!

Il me semble donc, qu'en définitive, le sexe féminin ne contre-indique nullement l'emploi de l'éther; on ne doit jamais hésiter à y recourir dans les opérations très-douloureuses ou celles que nécessite le relâchement des muscles.

C. *Tempérament et constitution.* — Ces deux mots doivent ici être associés, car leur signification se confond sous l'influence de l'éther.

Je ne connais pas de tempérament ou de constitution qui puisse être réfractaire à l'action de l'éther. J'ai déjà dit ce qu'on devait penser de ces idiosyncrasies qui sont devenues de plus en plus rares à mesure que les appareils à éthérisation se sont davantage perfectionnés. On peut cependant établir d'une manière générale que les individus débiles, très-nerveux, subissent plus rapidement les effets de l'éther que les hommes robustes et bien musclés. Ceux-ci s'éthérisent toujours bien plus lentement, ils présentent très-souvent des mouvements désordonnés, des contractions brusques, avant d'arriver à l'état d'insensibilité et d'inertie absolues. On doit craindre les effets de l'éther chez les individus pléthoriques, à tendance apoplectique.

2° *Contre-indications dues à un état morbide.* — Les sujets qui sont prédisposés aux hémoptysies, aux congestions pulmonaires, ceux qui sont atteints de bronchite aiguë, ne doivent être soumis aux inhalations d'éther que dans des cas d'urgente nécessité.

On en trouve quelques-uns dont la tête se congestionne très-fortement, dès les premières inhalations, au point d'obliger l'opérateur à les discontinuer.

Chez certains, la glotte se refuse à livrer passage aux vapeurs inspirées, et leur contact suscite des accès de toux que rien ne peut surmonter.

Un opérateur habile n'observe pour ainsi dire jamais cette résistance instinctive de l'ouverture du larynx. Il finit toujours par la vaincre, en modérant progressivement l'entrée de l'éther. Ainsi, sur cent vingt éthérisations, M. Heyfelder n'a vu qu'une fois la toux s'opposer complétement au développement des effets de l'éther.

Les autres contre-indications qui doivent faire proscrire l'emploi de l'éther, trouveront mieux leur place à propos de ses applications thérapeutiques.

CHAPITRE II.

APPLICATIONS DES INHALATIONS D'ÉTHER A LA CHIRURGIE.

L'éther répand son action sur les trois grands systèmes de la vie de relation, et provoque toujours des désordres plus ou moins permanents de l'intelligence, et une abolition plus ou moins complète des mouvements et de la sensibilité. De toutes ces perturbations, la chirurgie n'a mis à profit que les deux dernières, la médecine s'est réservé presque exclusivement l'application de la première.

Si l'on n'employait les inhalations d'éther dans les opérations chirurgicales, que pour anéantir les douleurs qui les accompagnent, leur usage serait général et ne reconnaîtrait aucune contre-indication ; mais il est loin d'en être ainsi. Si les effets de l'éther sont favorables dans la plupart des opérations (et c'est un fait qui n'est aujourd'hui contesté par personne), on ne peut pas dire qu'ils le soient dans toutes. Les opérations qui les contre-indiquent sont les exceptions, mais ce sont des exceptions qu'il est bon de faire connaître. On peut les ranger sous les chefs suivants :

1° *Cas où une opération doit être très-longue, quoique douloureuse.* — M. Blandin, dans le travail qu'il a présenté à l'Académie de médecine (1), a fortement insisté sur les inconvénients graves qui peuvent résulter d'une éthérisation trop prolongée. J'avoue qu'aujourd'hui, en présence des faits nombreux qui s'accumulent chaque jour à la clinique de M. le professeur Sedillot, de Strasbourg, en présence de ces éthérisations prolongées que

______

(1) *Bulletin de l'Acad. royale de médecine,* t. XII, p. 505.

certains accoucheurs ont fait subir à des femmes en travail, il n'est plus permis de partager les craintes de M. le professeur Blandin, qui étaient du reste parfaitement excusables à l'époque où il les manifestait.

M. Sedillot a pour ainsi dire érigé en méthode, les éthérisations continues. Et dans une lettre qu'il m'adressait le 23 juillet, voici de quelle manière il m'exprimait les avantages de cette méthode qu'on pourrait appeler nouvelle : « J'ai porté ici l'éthérisation à un degré de puissance et de perfection incroyable ; je me ferais fort d'entretenir sans danger l'insensibilité pendant plusieurs heures, et un assez grand nombre de nos opérés sont restés insensibles pendant une heure et demie et une heure trois quarts sans éprouver aucune espèce d'accidents. » M. Sedillot distingue soigneusement deux phénomènes très-différents : l'éthérisation proprement dite, et l'asphyxie qui s'y joint quelquefois, soit comme complication, soit comme *extrême conséquence*, quand l'opération est mal conduite.

Je pourrais citer en faveur de l'innocuité des inspirations prolongées d'éther, presque toutes les opérations qui ont été pratiquées à la clinique chirurgicale de Strasbourg, entre autres celle d'une jeune fille de 23 ans, qui fut opérée le 12 mai, pour la troisième fois, d'un cancer qu'elle portait au dessous du pli de l'aine gauche. L'opération dura *une heure vingt minutes.* La malade fut maintenue pendant tout ce temps dans un état de complète insensibilité, sans qu'il en résultat le moindre inconvénient.

Ainsi, aujourd'hui la longueur d'une opération ne doit pas exclure l'inhalation de l'éther, quand cette opération doit être très-douloureuse ou très-difficile, à moins qu'elle ne rentre dans les catégories que j'indiquerai plus bas.

Cette facilité que l'on a de prolonger ainsi l'éthérisme pendant un temps très-long, fera tomber aussi l'objection de ceux qui reprochaient à l'éther, de donner au chirurgien beaucoup trop de précipitation. Désormais l'opérateur saura que cette période d'anesthésie complète est tout entière soumise à sa volonté, et la crainte de la voir s'évanouir et de voir le malade échapper au bienfait du médicament qu'il lui a administré, ne hâtera plus ses opérations, et n'en compromettra plus le succès.

2° Opérations où l'intégrité de la sensibilité est une condition ou un élément de réussite. — Telle est encore une contre-indication, dont l'importance a beaucoup perdu de sa valeur, depuis que l'on connaît mieux les effets de l'éther. Elle s'appliquait surtout aux cas de lithotritie, d'application de forceps, d'arrachement de polypes des fosses nasales, de trachéotomie.

Il est un fait qui a beaucoup de valeur pour la

solution de cette question : c'est que la sensibilité étant souvent complétement abolie, les mouvements occasionnés par l'action réflexe de la moelle ou le système de la vie organique peuvent encore s'effectuer. C'est ainsi que des malades qu'on opérait pour des polypes du nez et qui étaient entièrement insensibles, pouvaient cependant exercer des mouvements de déglutition, pour se débarrasser du sang qui encombrait leur arrière-gorge.

Quant à la lithotritie, les avis sont partagés, et si M. Serre, de Montpellier, a éprouvé beaucoup plus de difficultés pour broyer la pierre chez un malade éthérisé, que chez le même individu qui n'avait pas subi l'action de l'éther, M. Leroy (d'Étiolles) et bien d'autres, ont trouvé au contraire que l'éthérisation favorisait singulièrement l'action des instruments sur les calculs. Je reviendrai plus bas sur la raison de ces dissidences.

Quant aux cas d'application du forceps, on sait à quoi s'en tenir maintenant : on a pu apprécier tous les services que l'éther pouvait rendre dans de pareilles circonstances.

Il n'est qu'une opération qui me semblerait contre-indiquer, plus formellement que les autres, l'inhalation éthérée, c'est la trachéotomie. Toutes les fois en effet qu'il faut ouvrir la trachée-artère, c'est parce que l'air éprouve des obstacles puissants pour franchir l'ouverture supérieure du pharynx : dès lors le malade se trouve placé dans les conditions les plus défavorables pour subir l'éthérisation. Les vapeurs éthérées ne pénètrent qu'avec beaucoup de difficulté sur la surface pulmonaire, et ne sont absorbées qu'en très-faible quantité. Il est donc très-probable que l'on ne pourrait produire que la première période de l'éthérisme, c'est-à-dire la période d'excitation, et que l'on augmenterait la congestion cérébrale, qui dans ces cas a tant de tendance à s'établir ; l'état du malade serait aggravé et l'opération beaucoup plus difficile.

C'est dans des circonstances pareilles qu'il faudrait recourir à l'éthérisation par la méthode rectale, si l'on était parfaitement sûr de son innocuité.

3° *Les opérations où la contractilité musculaire volontaire doit nécessairement intervenir*, constituent une contre-indication bien plus puissante des vapeurs d'éther. C'est ainsi que l'extirpation d'un col utérin, cancéreux, que la staphyloraphie exigent toute l'intégrité fonctionnelle des muscles de l'opéré ; que l'excision d'hémorrhoïdes internes, l'examen de certaines fissures à l'anus nécessitent des efforts soutenus d'excrétion. C'est en faisant prendre à un blessé la même position qu'il avait au moment de l'accident, qu'on parvient souvent à découvrir une balle perdue dans les tissus.

Enfin, personne ne contestera l'utilité des contractions musculaires dans certains cas de ténotomie.

4° *Les opérations qui par elles-mêmes ne causent*

qu'une douleur très-faible. — Dans cette catégorie, je rangerai les extractions de dents, les opérations de la cataracte, les saignées, etc.

Cependant, même dans ces cas, l'éthérisation n'est pas contre-indiquée d'une manière absolue ; si les malades étaient très - pusillanimes et redoutaient beaucoup la douleur, on pourrait les soumettre sans difficulté à un moyen aussi innocent que l'éthérisation.

5° *Les opérations qui exigent une immobilité absolue.*—Certains chirurgiens ont voulu faire de la nécessité d'une immobilité absolue, une contre-indication aux inhalations d'éther dans certaines opérations très-délicates, comme les herniotomies, les ligatures, les opérations qu'on pratique à la face chez les enfants, etc. Or, je répondrai que l'éther a pour effet le plus fréquent, d'amener précisément cette inertie musculaire, cette immobilité que l'on recherche ; et quand il ne la produit pas, quand au contraire il semble provoquer des mouvements désordonnés, n'a-t-on pas des aides pour maintenir les malades ? Les chirurgiens sont-ils donc habitués à n'opérer que des individus assez stoïques pour rester immobiles sous l'action de leurs instruments ? Tous connaissent les difficultés sans nombre que leur suscitent les cris et les mouvements des enfants qui subissent des opérations à la face. Et si ces difficultés deviennent maintenant l'exception, c'est à l'éther qu'on le devra.

Telles sont les principales contre-indications des inhalations éthérées. On voit que le nombre en est bien restreint. Je vais maintenant parcourir rapidement les cas où l'éther a été inhalé avec succès, et les cas où ces avantages ont été contestés.

Mais avant d'aborder l'étude de l'éthérisation dans les opérations en particulier, je ne puis m'empêcher de me poser cette question :

Faut-il ou non soumettre le malade à une éthérisation préalable, à une éthérisation d'essai?

Non, répond M. Blandin, ces éthérisations préparatoires ont toujours un double inconvénient : d'abord, elles fatiguent les malades, et ensuite, elles n'indiquent rien.

J'avoue que je ne partage pas complétement l'opinion de M. Blandin, et je ne suis pas le seul. Dire que les inhalations éthérées qu'on fait subir à un malade, quelques jours avant une opération, le fatiguent; c'est avancer un fait que peut détruire la plus simple expérience. Chacun sait que les effets de l'éther se dissipent aussi vite qu'ils se sont déclarés, et que le plus souvent il n'en résulte tout au plus qu'un malaise insignifiant.

Je prétends maintenant que les inhalations préalables peuvent *indiquer beaucoup*. Chez certains individus, l'éther porte spécialement son action sur le système locomoteur et provoque des convulsions qui seraient très-nuisibles aux manœuvres opératoires. Chez d'autres, il détermine presque immédiatement des congestions vers la tête extrêmement violentes. Ces congestions obligent le malade à cesser les inspirations d'éther : elles sont extrêmement rares.

Ces accidents, s'ils survenaient au moment d'une opération, auraient le grave inconvénient d'obliger le chirurgien à l'ajourner. C'est par une éthérisation préalable qu'on les prévoit et qu'on les évite. Sans doute, l'éthérisme ne se développe pas constamment avec les mêmes nuances chez le même individu ; mais on peut dire, qu'en général, il suit toujours à peu près la même marche, et qu'il détermine en somme les mêmes lésions fonctionnelles.

Je crois donc, en définitive, que les éthérisations d'essai peuvent souvent procurer bien des avantages, et qu'elles n'ont que bien rarement, sinon jamais d'inconvénients.

ARTICLE II.

DES APPLICATIONS DE L'ÉTHER AUX OPÉRATIONS CHIRURGICALES EN PARTICULIER.

A.   *Amputations et résections.* — Ce sont ces opérations qui exigent le déploiement du plus grand appareil chirurgical, qui provoquent en général les douleurs les plus intenses et qui frappent le plus le moral des malades. Ce sont celles qui réunissent les meilleures conditions pour l'éthérisation, ce sont aussi celles où le développement de l'insensibilité a été suivi des succès les plus complets et les plus brillants.

Je ne trouve dans les nombreuses amputations ou résections qui ont été rapportées dans les journaux ou les revues périodiques, aucun cas d'insuccès, aucun cas où l'on puisse reprocher à l'éther des accidents graves.

Presque toutes les opérations qui n'ont pas été suivies d'une réussite complète, sont celles qui ont été pratiquées, alors que l'imperfection des appareils ou l'inexpérience des chirurgiens rendaient les résultats des inhalations d'éther si infidèles et si variables; aujourd'hui ces deux éléments d'insuccès n'existent plus.

Voici les chiffres d'un certain nombre d'opérations que j'ai puisées, soit dans les journaux où elles ont été publiées, soit dans des communications particulières. Ce n'est qu'une faible expression de la multitude des amputations ou des résections qui ont été pratiquées sous l'influence de l'éther :

Amputations et résections, de la cuisse, 34 ; — de la jambe, 27 ; — des pieds et des orteils, 32 ; — — du bras, 19 ; — de l'avant-bras, 15 ; — des mains et des doigts, 30.

Le plus grand reproche que l'on ait adressé aux inhalations d'éther appliquées aux amputations, c'est l'abolition de la contractilité musculaire, qui, disait-on, empêchait les muscles de se retirer sous le couteau et exposait le moignon à la conicité.

On comprend qu'une pareille objection ait été faite à l'apparition des inhalations éthérées, alors qu'aucun chirurgien n'avait encore été à même de constater et d'étudier leurs effets. Mais aujourd'hui que l'on est prévenu contre cette flaccidité musculaire que je viens de signaler, il est bien facile de l'éviter. On pratique bien souvent sur les cadavres des opérations irréprochables, et certes les muscles ne se rétractent pas.

Ce que je viens de dire des amputations peut s'appliquer aussi aux résections. Ce relâchement des muscles qu'on a regardé comme si préjudiciable au succès des amputations peut faciliter singulièrement l'ablation de certaines têtes osseuses. Je ne parlerai que de la résection de la tête de l'humérus. On sait combien il est difficile de vaincre la résistance des fibres musculaires deltoïdiennes. C'est pour remédier à ces difficultés que M. Baudens avait conseillé le débridement par des sections transversales sous-cutanées. Aujourd'hui ces débridements pourront être évités et les fibres du muscle conservées dans toute leur intégrité.

Ce que je viens de dire des amputations et des résections peut recevoir son application dans l'ablation des diverses tumeurs. Outre que ces opérations sont quelquefois suivies d'une douleur excessive, le relâchement des muscles favorise singulièrement leur dissection. Je ne citerai à l'appui de mon opinion que l'ablation de cette tumeur cancéreuse que M. Velpeau (1) pratiqua sur un de ses malades à la partie postérieure de la cuisse. Il fallut en poursuivre les racines presque dans les interstices musculaires les plus profonds.

Enfin, avant de terminer ce qui a rapport aux grandes opérations, je dois faire quelques remarques sur la diversité des réactions que présentent les malades éthérisés. Les uns restent impassibles ; ils ne témoignent pas la plus légère douleur, ni par leurs mouvements, ni par la moindre contraction des muscles de la face. On croirait opérer des cadavres. Deux malades que j'ai vu amputer à l'hôpital militaire du Gros-Caillou, l'un d'un bras et l'autre d'une jambe, m'ont présenté cet état de la manière la plus frappante.

D'autres s'agitent sous le couteau, crient et se débattent comme s'ils souffraient réellement, mais quand ils se réveillent ils n'ont aucun souvenir de l'opération.

Cela me porte à revenir sur la question si importante de la douleur, que j'ai déjà discutée dans la partie physiologique de ce travail. Les malades qui restent impassibles pendant l'opération ne souffrent nullement, du moins tout nous autorise à le penser. Quant à ceux qui manifestent ou qui semblent manifester de la douleur, la question est plus délicate, mais elle me paraît cependant pou-

____

(1) *Bulletin de l'Acad. roy. de méd.*, t. XII, p. 308.

voir être décidée. — Après l'opération, en effet, la plupart des malades et même tous vous disent qu'ils n'ont rien senti; mais souvent ils ont conservé un souvenir plus ou moins vague de leurs sensations. Chez quelques-uns qui se sont agités vivement, le sens des impressions tactiles *n'était pas complétement aboli ;* ainsi, au moment même où la douleur devait se faire sentir , au moment d'une dissection, les uns ont senti le bruit du bistouri qui leur enlevait le globe oculaire ou qui leur disséquait la parotide (Velpeau). L'amputation de l'avant-bras que M. Baudens a pratiquée au brigadier Geffine, me semble prouver entre bien d'autres qu'un malade peut s'agiter vivement et ne pas souffrir :

« Geffine ne cessa de crier et de se plaindre; ses yeux étaient contractés , comme fermés par la douleur. Nous étions tous convaincus qu'il était en proie à d'atroces souffrances, quand, le membre à peine tombé, il ouvrit de grands yeux calmes et sereins. — Vous avez donc bien souffert? — Non , je n'ai rien éprouvé; je rêvais qu'on devait m'opérer. — Avez-vous senti la scie? — *Je me rappelle la sensation de quelque chose qui grattait.* — Maintenant, souffrez-vous? — Je ne sens rien, absolument rien. — Vous avez cependant beaucoup crié? — Je ne me rappelle rien; j'ai rêvé (1). »

Ce malade aurait conservé la faculté d'éprouver

____

(1) *Gazette des Hôpitaux,* 9 février 1847, p. 66.

la sensation de quelque chose qui le grattait, et n'aurait pas senti la douleur? Évidemment, parmi les sensations tactiles, la douleur n'est qu'une variété; il n'y a pas deux centres différents: l'un, pour les impressions non douloureuses, et l'autre, pour les impressions douloureuses. Il n'est pas possible que l'on se rappelle une impression tactile isochrone avec une impression de douleur, et qu'on ne conserve aucun souvenir de cette dernière.

Quel est l'état de la sensibilité chez les opérés qui viennent d'être éthérisés?

Suivant M. Blandin, cette sensibilité serait plus exquise, ils seraient beaucoup plus accessibles à la douleur. Ce fait a aussi été constaté chez les animaux par MM. Longet et Gruby. Il est possible en effet, que les tissus, en reprenant peu à peu leur vitalité accoutumée, deviennent plus impressionnables qu'ils n'étaient auparavant, toutes les fois qu'une irritation nouvelle les atteint. En d'autres termes, une opération continuée sur un malade dont l'ivresse éthérée se dissipe, peut être beaucoup plus douloureuse qu'elle n'eût été, si elle avait été entreprise sur des tissus sains. C'est un fait que nous ne songeons nullement à contester.

Mais ce qui nous a paru remarquable dans bien des cas, c'est le peu de douleur que les opérés éprouvent dans leurs moignons longtemps encore après la suppression du membre. J'en trouve entre

autres un exemple très-remarquable, rapporté par
M. de Lavacherie, professeur de clinique chirurgicale à Liége. Il s'agit d'un malheureux domesti-
que qui passa quatre jours consécutifs blotti dans
une meule de foin, sans prendre aucun aliment.
C'était au mois de janvier, ses membres inférieurs
restèrent exposés à un froid intense. Cet individu
ne fut tiré de sa meule de foin que pour être porté
à l'hôpital de Liége. Les deux membres inférieurs
étaient froids et insensibles, bientôt ils se gangre-
nèrent, et deux cercles rouges limitèrent le spha-
cèle au-dessus des genoux. Une double amputation des cuisses devint indispensable. « La seule
question dont la solution pût être douteuse, »
dit M. de Lavacherie, « était celle de savoir s'il
fallait, séance tenante, exécuter les deux opérations. Mon collégue, M. le professeur Ansiaux
reconnut comme moi qu'il y avait urgence de débarrasser le malade du foyer d'infection dans lequel
il vivait, et, sans plus différer, je procédai à cette
double amputation. Je ne me proposais pas de
faire aspirer des vapeurs d'éther à ce malade,
parce que j'avais lu que le moyen ne convenait
pas pour les opérations de longue durée. J'allais
donc passer outre, lorsque les élèves m'engagèrent
à faire l'essai pour la première opération. J'y
souscrivis d'autant plus volontiers, que les deux
opérations pouvant être faites à des intervalles plus
ou moins éloignés, je n'avais à redouter qu'un in-

succès de l'éthérisation. La surprise fut agréable pour tous les assistants, comme on le verra. Maréchal, comme les malades précédents, aspira des vapeurs d'éther, par l'une des narines, l'autre était maintenue obturée. Au bout de sept minutes, il fut plongé dans un état d'insensibilité et d'immobilité complètes. La circulation n'était que médiocrement abaissée, il jouissait du calme le plus parfait.

« Tout était disposé ; les aides en place, je pratiquai l'amputation de la cuisse gauche à trois travers de doigt des condyles fémoraux. Le réveil n'eut lieu que lorsque le pansement fut achevé. Interrogé sur ce qui venait de se passer, Maréchal déclara qu'il n'avait éprouvé aucune espèce de sensation, et qu'il ignorait absolument qu'il eût subi une opération. Enhardi par ce premier succès, je fis un second essai de l'éthérisation qui fut tout aussi heureux. Au bout de sept minutes d'aspiration des vapeurs, il tomba dans le même état d'insensibilité et d'immobilité, et dans les mêmes conditions que la première fois. J'exécutai alors l'amputation de la cuisse droite, à la même hauteur que la gauche. Le pansement était achevé, lorsque le second état léthargique cessa. Le malade, cette fois encore, déclara n'*avoir absolument rien senti*. Ses deux membres lui avaient été enlevés littéralement comme par enchantement.

« Pendant les premières heures après l'opération,

Maréchal était dans un calme si parfait, que nous ne pûmes revenir de notre étonnement. La double amputation avait été faite à onze heures du matin, *et seulement à quatre heures de l'après-midi, il accusa de légères douleurs dans les deux moignons. Il y eut à peine de réaction ce jour et les jours suivants.* A partir du troisième jour, une alimentation substantielle peu abondante, du vin et quelques cordiaux ont été prescrits et continués jusqu'à la fin de la cure.

« Pendant la première quinzaine, le repos au lit a été strictement observé; mais à dater de cette époque, le malade a passé toutes les journées dans un fauteuil. Enfin, la cicatrisation des deux moignons était opérée le 12 avril, pour le gauche, et le 20 avril pour le droit (1). »

Si j'ai cité cette observation presque en entier, c'est que l'opération qu'elle rapporte, est la plus grave qui, à ma connaissance, ait été pratiquée sous l'influence des vapeurs d'éther. Elle nous offre un des cas les plus remarquables de l'insensibilité éthérique, de l'innocuité des inhalations prolongées, de la lenteur avec laquelle la douleur se réveille dans le moignon, et surtout de la faiblesse de la réaction.

L'inhalation des vapeurs éthérées peut encore s'appliquer sans aucun inconvénient aux cautéri-

_____

(1) De Lavacherie, *Observations et réflexions sur les inhalations de vapeurs d'éther.* Liége, 1847, p. 29-31.

sations, aux incisions, aux débridements des plaies, aux ouvertures d'abcès, aux opérations de fistules à l'anus.

Je vais maintenant tâcher d'apprécier leur opportunité dans certaines opérations où leur utilité a été contestée.

B. *Taille et Lithotritie.* — On a reproché à l'éthérisation de relâcher les parois vésicales dans l'opération de la taille, d'agrandir, par conséquent, l'espace dans lequel pouvait fuir le calcul, et de rendre plus difficile l'action des tenettes qui doivent le saisir. Je comprends que, pour certains praticiens, cet inconvénient ne soit point racheté par l'insensibilité dont jouit le malade pendant tout le temps de l'opération ; mais ce relâchement des parois vésicales n'est pas constant. Ainsi, M. P. Guersant rapporte un cas de taille dans lequel l'éthérisation facilita singulièrement l'extraction du calcul. Voici, du reste, comment la *Gazette des Hôpitaux* du 16 février rapporte le fait :

« Le 4 février, à dix heures du matin, au moment où l'enfant est entré dans l'amphithéâtre, son pouls était à 120. On le soumet à l'inhalation des vapeurs éthérées ; indocile d'abord, il s'agite et pousse des cris confus. Après 5 minutes d'aspiration de ce fluide, aspirations interrompues, alternativement suspendues et reprises, il tombe dans l'ivresse. Le pouls était alors à 108. M. P. Guersant ayant l'intention de diviser en deux temps l'usage qu'il voulait faire ici de l'éther, afin de prévenir tout accident imputable à cette arme nouvelle de la chirurgie, profita de ce moment d'insensibilité pour introduire le cathéter dans la vessie, et lier ensemble, au moyen de lacs, les mains et les pieds comme dans l'opération de taille ordinaire. Ces préliminaires une fois achevés, on cesse les inspirations éthérées pendant quelques minutes. L'enfant revient peu à peu à lui-même, reprend ses sens assez incomplétement; il déclare qu'il n'a pas eu la moindre conscience de ce qui venait d'être fait. Bientôt on recommence à faire respirer de l'éther. Cette fois, comme on ne rencontre aucune opposition de la part du malade, l'ivresse, l'insensibilité complète se montrent en 3 minutes. Le chirurgien saisit alors le bistouri, incise la peau et les tissus sous-jacents, arrive facilement et directement à la cannelure du cathéter (partie la plus difficile, la plus capricieuse de la lithotomie *lorsque le patient ne reste pas immobile*), introduit le lithotome double dans la boutonnière qui vient d'être faite, divise la prostate, extrait le calcul, et tout cela dans l'espace d'*une minute!* L'enfant assure ne s'être même pas aperçu de l'opération qu'on venait de pratiquer sur lui. Au reste, pendant tout le temps qu'elle a duré, il a présenté l'inertie d'un cadavre.

«Cinq jours après, l'état du petit malade était des plus satisfaisants, il n'avait jamais rien présenté d'alarmant. Son pouls n'avait jamais dépassé 110.»

Le 3 juin suivant, M. P. Guersant opérait aussi par la taille bilatérale, un petit garçon de dix ans et demi, d'une constitution faible, lymphatique, presque scrofuleuse. Comme pour le cas précédent, il fit d'abord faire quelques inhalations pendant une minute, pour introduire le cathéter dans la vessie. L'éther fut ensuite repris pendant à peu près 4 minutes. L'enfant étant alors insensible et parfaitement disposé pour subir son opération, M. P. Guersant pratiqua la première incision ; mais l'effet des premières inhalations commençant à se dissiper, l'enfant poussa quelques gémissements qui disparurent bientôt sous l'influence de quelques nouvelles inspirations d'éther. A dater de ce moment, l'opération s'acheva sans provoquer la moindre réaction. 4 minutes après, l'enfant se réveillait dans son lit, et ses premiers mots étaient : « Monsieur, m'opérera-t-on aujourd'hui ? » 13 minutes après, il ressentit un peu de cuisson à la plaie.

Le calcul avait $0^m,054$ dans son plus grand diamètre, et $0^m,023$ dans le plus petit. 15 jours après, le petit malade allait aussi bien que possible.

Le 9 du même mois, M. Roux débarrassa, au moyen de la taille latéralisée, un jeune homme de vingt-un ans, d'un calcul de la grosseur d'une noix. L'insensibilité fut produite en 3 minutes 1/2, et l'opération dura 3 minutes. Le malade déclara qu'il n'avait rien senti, et qu'il n'avait pas rêvé.

Ramené à son lit, il ne souffrit presque pas de la soirée et de la journée du lendemain. Cependant, le 10, le pouls étant à 82 et développé, la peau chaude, la soif vive, M. Roux prescrivit une saignée de deux palettes. Les jours suivants, le malade se trouvait dans un état très-satisfaisant (1).

M. Lach assure qu'il a vu l'inhalation de l'éther employée dans 16 cas de taille, sans qu'il en résultât le moindre inconvénient. Ces faits, joints à ceux que j'ai rapportés, sont, je crois, bien suffisants pour faire disparaître tous les scrupules des praticiens qui hésiteraient encore à se servir d'un moyen qui peut rendre tant de services.

Ce qui a peut-être effrayé les chirurgiens, c'est le cas de mort qu'a rapporté M. Roux. Mais il ne faudrait pas attribuer à l'éther des méfaits dont il n'est pas coupable. Le malade, taillé par M. Roux, était un vieillard de 80 ans; dans l'espace de 15 ou 16 ans il avait été lithotritié trois fois, une fois par M. Civiale, puis par M. Ségalas et enfin par M. Mercier. L'opération avait été d'ailleurs faite par M. Roux, dans les meilleures conditions (2). Toutes les opérations de taille ne peuvent pas être constamment suivies de guérison.

Il est plus difficile de décider la question relativement au broiement des calculs vésicaux, et il est

---

(1) Lach, *Thèse citée*.
(2) *Bulletin de l'Acad. royale de médecine*, t. XII, pag. 806, 868.

certainement à regretter que les discussions si animées qui viennent de se renouveler au sein de l'Académie de médecine, sur la taille et la lithotritie, n'aient pas éclairé l'application des inhalations d'éther à ces opérations.

Suivant M. Leroy, d'Étiolles, l'éthérisation seconderait surtout la lithotritie, lorsque le calcul est contenu dans des vessies à colonnes, épaisses et musculeuses, qui l'enferment et le resserrent dans leurs locules. Il est certain que dans ces cas l'éther amenant le relâchement des parois vésicales, dégage la pierre de toute pression et la rend plus facile à saisir. Mais d'un autre côté ces vessies sont aussi celles dont la disposition expose le plus la muqueuse à être pincée par les instruments lithotriteurs. Aussi ce que M. Leroy, d'Étiolles, regarde comme un avantage, M. Serre, de Montpellier, le considère comme un inconvénient.

Ce dernier chirurgien repousse l'inhalation des vapeurs d'éther, dans la lithotritie : 1° Parce qu'elles abolissent la sensibilité de la muqueuse vésicale et qu'elles exposent le chirurgien à la pincer; 2° parce qu'elles relâchent la tunique musculeuse et qu'elles empêchent ces espèces d'ondulations péristaltiques qui amènent si souvent le calcul entre les mors de la pince; 3° parce que le malade éprouve souvent à son réveil une surexcitation marquée, qui se révèle par des mouvements désordonnés qui pourraient avoir les inconvénients les plus graves, si l'instrument lithotriteur se trouvait à ce moment dans la vessie. Comme on prévoit toujours ce moment que redoute si fort M. Serre, il est bien facile de l'éviter. A l'appui de son opinion, M. Serre rapporte l'histoire d'un jeune brigadier des douanes, qui plusieurs fois déjà avait subi la lithotritie. Cette opération fut renouvelée pendant que le malade était sous l'influence de l'éther, et il fut impossible de saisir le calcul. La lithotritie fut faite au contraire avec la plus grande facilité, quelques jours plus tard, lorsque le sujet était dans son état normal.

Les deux premières objections de M. Serre ont de la valeur, et pour appliquer définitivement l'éthérisation à la lithotritie ou pour la proscrire entièrement, nous devons attendre de nouveaux faits.

C. *Opérations de hernies étranglées.* — On a appliqué les inhalations d'éther aux hernies étranglées, soit pour les réduire par le simple taxis, soit pour les opérer radicalement.

Les deux objections principales qu'on a adressées à l'éthérisme, sont : 1° Que presque toujours il a pour résultat des efforts plus ou moins violents, qui font sortir la hernie au lieu de la faire rentrer ; 2° qu'il expose l'opérateur à léser le sac herniaire.

Tout en reconnaissant la valeur de ces objections, je ne puis m'empêcher d'en restreindre la portée. Sans doute des mouvements énergiques peuvent avoir lieu, mais ce n'est que dans des cas exceptionnels; et alors on pourrait maintenir la hernie réduite par la pression, pendant que le malade fait des efforts pour se dégager. Je suppose bien que le chirurgien est assisté d'aides qui doivent concourir à la bonne issue de l'opération. Les malades qui se font opérer pour une hernie, ne subissent certes pas toujours le débridement avec tout le calme et l'impassibilité désirables, et le chirurgien doit être accoutumé à éprouver de leur part une résistance qu'ils ne peuvent pas maîtriser.

Je trouve la preuve de ce que j'avance dans une observation que M. Dupuy rapporte dans sa thèse inaugurale. Il s'agit d'une femme de 65 ans, qui entra à l'hôpital Saint-Louis, pour une hernie crurale ancienne, étranglée depuis cinq jours. Cette femme présentait des vomissements depuis trois jours, les garde-robes s'étaient supprimées, le ventre était ballonné, la soif vive, le pouls petit, fréquent, et serré. Le taxis étant inutile, M. Richet se décida à pratiquer le débridement et à soumettre la malade anx inhalations d'éther. L'insensibilité fut amenée en cinq minutes, et l'opération commencée, la malade présentant le plus grand calme. Ce ne fut qu'au moment où l'on venait d'examiner les anses intestinales extraites de l'abdomen, qu'elle se livra à des mouvements très-vifs, qui eurent pour résultat de provoquer la sortie de nouvelles portions d'intestin. *Néan-*

moins, *l'opération fut terminée sans accident* (1).

Voilà donc un cas de hernie dans lequel l'éthérisation a été suivie de tous les inconvénients qu'on lui reproche. Et cependant, l'opération a pu être terminée sans aucun accident. C'est que l'éther *a provoqué* des mouvements qui auraient parfaitement pu se produire, si la malade ne l'avait pas respiré, et contre lesquels on était d'avance prémuni. C'est déjà beaucoup d'avoir soustrait la patiente à la partie la plus douloureuse de l'opération.

Mais à côté de ce succès incomplet, nous pouvons en placer d'autres plus nombreux, et surtout parfaitement décisifs.

M. Mayor de Lausanne en a rapporté un cas remarquable :

« C'était une hernie étranglée contre laquelle un confrère avait déjà épuisé les secours les plus actifs et les mieux administrés. On mit incessamment en œuvre l'éther, dans le but d'éviter au malade les douleurs inséparables de la herniotomie, mais avec l'espoir fondé que le grand relâchement des tissus produit par les vapeurs éthérées, dispenserait d'en venir à l'opération. En effet, l'engourdissement fut aussitôt signalé par *la rentrée prompte et facile de l'intestin*. Voilà donc un premier trait de lumière pour cette foule de herniaires qui,

(1) M. Dupuy, *Thèse inaugurale*, Paris, 28 juillet, p. 61.

placés comme sous l'épée de Damoclès, peuvent voir leur mal se reproduire à chaque instant, malgré le meilleur bandage, et sa rentrée résister même à de violents et parfois imprudents efforts de répulsion (1). »

M. Pirogoff a employé plusieurs fois l'éthérisation pour réduire des hernies étranglées ; mon confrère, le docteur Lach, a vu pratiquer plus de dix débridements herniaires dans les hôpitaux de Paris, et tous ont été suivis de succès. M. Morgan, en Angleterre ; en France, MM. Clemenso (2), Chevancy (3), ont obtenu de l'inhalation de l'éther, dans les hernies étranglées, des réussites remarquables. Enfin le professeur Rothmund, de Munich, a pu faire rentrer, par le simple taxis et la vapeur d'éther, une hernie qui résistait depuis trois jours à toutes les tentatives de réduction.

Il me paraît donc, en définitive, que l'éthérisation est un moyen très-favorable pour faciliter la réduction simple des hernies étranglées. Mais que son efficacité est un peu moins prouvée dans les débridements herniaires, elle a besoin de *s'appuyer encore sur de nouveaux faits.*

Les vertus de l'éther, dans le cas qui nous occupe, avaient été déjà constatées. Valentin de Nancy avait appliqué l'éther localement à haute dose en fric-

____

(1) *Gazette médicale,* 20 février, p. 148.
(2) *Gazette médicale,* 15 avril et 13 juillet.
(3) *Ibidem.*

tions et en lotions sur les hernies qu'il voulait réduire. En 1787, il obtint son premier succès. D'autres chirurgiens usèrent du moyen qu'il préconisait,
et n'eurent qu'à s'en louer. On trouve plusieurs de
leurs observations relatées dans les *Annales cliniques de Montpellier* (1).

D. *Opérations qui se pratiquent sur l'arrière-gorge
et les fosses nasales.* — L'abolition de l'action réflexe
de la moelle faisait craindre aux chirurgiens que
le sang qui pouvait couler sur la glotte ne réveillât
plus les contractions des muscles du pharynx, et que
les malades ne fussent exposés à des accès de suffocation et même à l'asphyxie. Quelques-uns ont donc
proscrit l'éther de toutes les opérations qui provoquent l'écoulement d'une certaine quantité de sang
dans le pharynx, telles que les arrachements de
polypes du nez, la staphyloraphie, l'excision des
amygdales, etc., etc.

Mais j'ai déjà dit que dans bien des cas, le malade ne sentait plus la douleur provoquée par l'opération, et que cependant le principe réflexe de la
moelle conservait toute son action.

Or, supposons même que la moelle ait perdu toute
son activité fonctionnelle, M. Longet nous explique
encore comment l'écoulement du sang dans l'arrière-
gorge peut ne provoquer aucun accident. Si l'hé-
morrhagie est très-faible, le sang s'écoule lentement
et naturellement dans l'œsophage, par les deux es-

____

(1) *Annales cliniques de Montpellier,* t. XXXVII, p. 388 et suiv.

pèces de rigoles que lui présente la face postérieure du larynx. Si elle est plus abondante et que le sang tombe dans le pharynx en suivant la base de la langue, il rencontre l'épiglotte, se divise en deux colonnes sur sa face supérieure et n'atteint jamais les cordes vocales.

Ce qui prouve du reste, qu'on s'était exagéré les menaces d'asphyxie qui pouvaient résulter d'un écoulement sanguin dans le pharynx, ce sont les nombreux arrachements de polypes des fosses nasales qui ont été pratiqués par presque tous les chirurgiens. M. Gerdy, M. Serre, de Montpellier, M. Amussat, M. Pirogoff et bien d'autres encore n'ont jamais eu à déplorer le moindre accident.

Je comprends que dans l'arrachement des polypes des fosses nasales, on cherche à atténuer une douleur qui peut être extrêmement vive. Mais je comprends beaucoup moins qu'on éthérise des individus auxquels on veut faire subir l'ablation des amygdales ou la staphyloraphie; outre que ces opérations sont fort peu douloureuses par elles-mêmes, elles sont singulièrement facilitées par quelques mouvements volontaires que l'on fait exécuter au malade, et que l'éther rend complétement impossibles.

E. *Fractures et luxations.* — *Tétanos.* — Tous les chirurgiens savent les difficultés que présente l'extension dans certaines fractures, et surtout les douleurs atroces qu'elle développe. Je prendrai comme type les fractures obliques du fémur chez des sujets très-musculeux. Évidemment ici l'éthérisation simplifie singulièrement la réduction. Non-seulement elle relâche les muscles, mais elle anéantit la douleur qui accompagne nécessairement l'affrontement des fragments.

Mais si dans la généralité des cas, le relâchement musculaire est produit, nous ne devons pas perdre de vue que bien des fois des contractions énergiques et spasmodiques lui succèdent. Il est facile de prévoir combien seraient graves les déplacements provoqués par des contractions convulsives, sur des fragments encore parfaitement mobiles. Ces contractions, je le répète encore une fois, ne sont que l'exception. Leur crainte doit-elle empêcher le chirurgien d'avoir recours à un moyen dont l'usage habituel est presque toujours suivi de succès? C'est surtout dans ces cas qu'il serait nécessaire de connaître à la conformation individuelle l'aptitude de chaque malade à subir les influences de l'éther.

L'éthérisation appliquée à la la réduction des luxations, jouit de tous ses avantages et n'a presque aucun inconvénient. On peut dire qu'alors, elle constitue un des plus puissants et des plus admirables moyens dont la chirurgie puisse disposer. C'est par elle que vous anéantirez en quelques instants, ces contractions énergiques et permanentes qui maintenaient les déplacements les

plus vicieux et constituaient un obstacle insur-
montable à la réduction.

Les vapeurs d'éther agissent de deux manières
sur les contractions convulsives des muscles qui
environnent les articulations luxées : d'abord elles
les abolissent primitivement par leur action spéciale, ensuite elles éteignent cette sensibilité exagérée qui les exaspère et les réveille sans cesse.

M. Parckmann les a le premier employées pour
réduire une luxation scapulo-humérale. En France,
c'est à M. Hipp. Larrey, qui ignorait entièrement
les expériences du chirurgien américain, que l'on
doit la première idée de l'application de ce moyen
à la réduction des luxations. Il assistait à la dissection difficile de cette tumeur cancéreuse post-fé-
morale qui fut pratiquée si habilement par M. Velpeau à l'hôpital de la Charité ; il fut frappé du relâchement des muscles dénudés, et annonça tout le
parti qu'on pouvait en tirer pour la réduction des
luxations récentes.

Le 2 février, M. Robert communiqua à l'Académie de médecine la réduction d'une luxation
scapulo-humérale. Les muscles étaient entrés dans
un état de relâchement parfait ; les surfaces articulaires avaient pu facilement être rétablies dans
leurs rapports normaux; seulement, au moment où
elles s'étaient mises en contact, le malade avait
poussé un grand cri. Il avait assuré du reste qu'il
n'avait éprouvé aucune douleur.

Le 8 février, M. Velpeau répéta l'expérience de
M. Robert dans un cas de luxation de la hanche
qui datait de deux jours. Le sujet était un jeune
homme de 24 ans, d'une forte constitution, terras-
sier, offrant un système musculaire très-développé.
La tête du fémur était portée sur la face externe
de l'os iliaque, près de l'échancrure sacro-sciatique.

« Après avoir disposé les lacs extenseurs et
contre-extenseurs d'après la méthode ordinaire de
réduction, M. Velpeau soumit le blessé à l'inspiration des vapeurs éthérées. Au bout de quelques
minutes, le malade en éprouva les effets ; il devint
insensible ; le relâchement des muscles, jusqu'alors
si violemment contractés, eut lieu d'une manière
presque complète ; si bien qu'une traction modérée
fut suffisante pour rendre au membre sa longueur
et opérer sa réduction, qui se fit avec une facilité
et une promptitude surprenantes. Le malade eut-il
conscience de la manœuvre ? ce qu'il y a de certain
c'est qu'il n'accusa pas la moindre douleur, et ce
que nous pûmes constater avec tous les assistants,
c'est que revenu à lui après quelques instants, et
interrogé sur l'accident qui l'avait conduit à l'hôpital et sur sa luxation en particulier, il demanda
qu'on voulût bien lui remettre la cuisse ; et on eut
beaucoup de peine à lui persuader que la réduction
venait d'être faite. Il répétait toujours qu'il n'avait
rien senti (1). »

____

(1) *Union médicale*, 13 février, 1847, p. 72.

A côté de ce fait je puis en placer un autre analogue, qui nous a été présenté à l'hôpital militaire
du Gros-Caillou, par un soldat de 24 ans, dont la
cuisse droite avait été luxée par un éboulement de
terrain. Cette luxation datait de 18 heures quand le
malade fut apporté à l'hôpital. La tête de l'os était
dans la fosse iliaque externe. Les muscles de la
cuisse étaient très-vigoureux et énergiquement contractés. Le moindre attouchement réveillait des
douleurs atroces et augmentait leurs contractions.
Il y avait un raccourcissement de près de 2 déci-
mètres. Le pied était fortement porté en dedans.

Le chirurgien en chef, M. Soudan, jugea parfaitement que les inhalations éthérées pouvaient
réaliser les deux conditions les plus importantes
pour la facilité de la réduction : 1° le relâchement
musculaire ; 2° l'abolition de la douleur.

On fit donc respirer au malade la vapeur d'éther.
En 5 minutes il tomba dans cet état d'inertie et
d'insensibilité que M. Soudan voulait réaliser.

On n'eut besoin que d'exercer quelques tractions
sur le membre, la tête du fémur rentra avec bruit
dans sa cavité cotyloïde. Cette réduction, qui n'a-
vait exigé que peu d'efforts, ne demanda que 35
secondes pour être exécutée. Elle était complète
lorsque le malade se réveilla.

L'état de ce jeune homme s'est rapidement amé-
lioré les jours suivants, et il est sorti de l'hôpital
sans se ressentir en aucune façon de son accident.

Dans le cas de M. Velpeau, ce chirurgien avait bien prévu la possibilité de contractions musculaires convulsives. « Sans doute, dit-il, elles auraient été nuisibles à l'individu, mais en définitive, elles n'auraient pas duré plus longtemps que l'action de l'éther, et on se serait trouvé ensuite dans les mêmes conditions qu'auparavant. »

Ces contractions, si elles survenaient à l'occasion d'une fracture, auraient des résultats beaucoup plus funestes, par suite des désordres que les fragments déplacés pourraient occasionner dans les parties molles.

M. Malgaigne a communiqué à la Société de chirurgie un cas de luxation scapulo-humérale, qui fut réduite sous l'influence des inhalations d'éther *avec une admirable facilité*.

MM. Bourguet (d'Aix), Ébrard, Pirogoff, etc., ont aussi rapporté plusieurs exemples de luxations qui, à l'aide de l'éthérisation, ont été réduites avec une merveilleuse promptitude. Aussi je crois que l'on est fondé à dire que de toutes les opérations chirurgicales qui réclament le secours de l'éther, les réductions des luxations sont celles dont le succès est le plus assuré, et où l'on a le moins d'inconvénients à redouter.

Comme les faits que je viens de rapporter concernent presque uniquement l'action de l'éther sur le système musculaire, je ne puis m'empêcher de dire quelques mots des effets qu'il produit sur une affection qui constitue une des complications les plus funestes des opérations, et dont la marche défie tous nos moyens thérapeutiques. Je veux parler du tétanos.

C'est M. Roux qui, le premier, a éthérisé un té-tanique. Son malade a succombé peu de temps après. M. Roux n'attribue pas cette mort à l'action de l'éther; il avoue que le tétanos était parvenu à sa troisième période, et qu'une terminaison fatale était inévitable. M. Pertusio, de Turin, a signalé un succès dans un cas analogue. Si ce succès est le résultat de l'éthérisation, on doit le regarder comme une exception heureuse. Jusqu'ici, tous nos médi-caments avaient échoué contre cette terrible ma-ladie; en lui opposant désormais les inhalations éthérées, on n'aura rien à perdre, et l'on pourra peut-être sauver la vie de quelques malades. Un seul succès obtenu est, pour les chirurgiens, un puissant encouragement.

ARTICLE III.

DES EFFETS DES INHALATIONS D'ÉTHER SUR LES ACCIDENTS CONSÉCUTIFS DES OPÉRATIONS CHIRURGICALES.

L'abolition de la douleur parut d'abord comme un bienfait tellement inattendu, que les chirur-giens craignirent qu'il ne fût racheté par la gra-vité de la réaction qui suit toujours les opérations chirurgicales.

L'observation des accidents consécutifs ne tarda pas à faire disparaître ces appréhensions, qui ne manquaient pas de quelque fondement. M. Velpeau et M. Roux annoncèrent que leurs malades *n'avaient pas offert une réaction plus vive après l'inhalation de l'éther* que ceux qui n'avaient pas été opérés sous l'influence de cet agent. A mesure que les faits se multiplièrent, les conclusions des premiers chirurgiens des hôpitaux de Paris reçurent une confirmation nouvelle, et bientôt il fut universellement reconnu que l'éther n'augmentait jamais la réaction consécutive des opérations chirurgicales, mais qu'au contraire, il tendait à la diminuer.

Il semble, en effet, que la douleur et la réaction soient toujours en raison directe, et que l'absence de l'une entraîne toujours l'absence ou la diminution de l'autre.

Certains faits confirment parfaitement cette conclusion. Je n'en trouve pas de plus concluant que celui que M. Amussat a communiqué à l'Académie de médecine, dans la séance du 9 février.

Une jeune fille de 18 ans était dans l'habitude de se faire cautériser une tumeur variqueuse, qu'elle portait dans l'épaisseur de la joue droite, et comme elle souffrait beaucoup à chaque opération, dit M. Amussat, je lui proposai les inspirations d'éther pour engourdir sa sensibilité; elle accepta sans difficultés, et après quatre minutes d'inhalation, j'introduisis plusieurs fois dans l'intérieur de la tumeur, un trocart porte-caustique, rempli d'un mélange de potasse et de chaux. La malade ne donna aucun signe de douleur, et, en se réveillant, elle ne voulait pas croire qu'elle avait été opérée ; elle riait aux éclats, elle nous dit qu'elle avait fait un rêve comme on n'en fait pas, elle avait cru jouer avec ses amies de pension. Le lendemain elle nous dit qu'elle avait été d'une gaieté extrême pendant toute la soirée, qu'elle avait soupé avec appétit et qu'elle n'avait éprouvé aucune douleur.

Toutes les opérations qui avaient été bien moins longues que celle-ci, avaient été au contraire *suivies de réaction fébrile et de douleur locale très-vive.* Ce fait est fort important, puisqu'il permet de comparer la même opération sur la même personne à 8 jours d'intervalle, et il prouve que *la réaction semble être en rapport avec la douleur* (1). »

Quant aux hémorrhagies consécutives, on ne les a pas observées plus fréquemment sur les opérés qui avaient subi l'action de l'éther que sur ceux qui n'avaient point été éthérisés. — M. Landouzy a dû en arrêter une à la suite de l'ablation d'une tumeur de la région mastoïdienne, et M. Serre, de Montpellier, à la suite d'une opération de sarcocèle, a abservé le même accident ; mais ces faits sont bien rares. Ils peuvent parfaitement tenir à

(1) *Bulletin de l'Académie royale de médecine,* 28 février, t. XII, p. 360.

la manière dont l'opération a été pratiquée, ou à la disposition constitutionnelle de l'opéré, à l'appareil, à la région, etc. De ce qu'une opération a été pratiquée sous l'influence de l'éther, il ne faut pas s'attendre à ce qu'elle résume toutes les conditions possibles de succès. Évidemment, ces conditions ne sont pas constamment réalisées, quand l'opération est pratiquée dans les circonstances ordinaires. Mais je répète qu'on peut dire avec la généralité des chirurgiens français et étrangers, que les inhalations d'éther diminuent le plus souvent, l'intensité de la réaction fébrile qui suit les opérations chirurgicales. Pour exposer nettement l'état actuel de la question à ce sujet, je ne puis mieux faire que transcrire ici les conclusions du mémoire de M. de Lavacherie. Elles résument parfaitement les résultats de l'expérience et portent l'empreinte de la plus parfaite intégrité et de la plus sage réserve ; il en résulte :

1° Que l'influence de l'éthérisation sur les conséquences des opérations a toujours été heureuse.

2° Que les plaies marchent vers la cicatrisation après l'emploi de l'éther, comme chez les sujets qui ont été opérés sans son aide. Et s'il est une différence, elle est en faveur des opérés qui ont été préalablement soumis aux vapeurs éthérées.

3° La guérison n'a jamais été moins prompte et quelquefois a été plus prompte.

4° Il n'a pas été observé le moindre accident chez aucun opéré.

Ces conclusions confirment et résument parfaitement les opinions de nos premiers chirurgiens; elles sont empreintes de cette circonspection si nécessaire dans une question, pour laquelle la science n'a pas encore dit son dernier mot.

CHAPITRE III.

APPLICATIONS DES INHALATIONS ÉTHÉRÉES A LA MÉDECINE.

Les applications que les inhalations d'éther ont fournies à la médecine, sont beaucoup plus restreintes que celles qu'elles offrent à la chirurgie. On n'en a fait usage que dans quelques cas d'épilepsie ou d'aliénation mentale, dans des névralgies diverses, des méningites et quelques autres maladies isolées, que je mentionnerai. Presque toutes ces affections sont très-graves, et ne sont guère accessibles à nos autres agents thérapeutiques. Aussi, les effets de l'éther, quand ils ont été heureux, n'en sont que plus précieux, parce qu'ils étaient plus inespérés.

A. *Névralgies.* — On sait avec quelle ténacité les névralgies résistent quelquefois aux traitements les mieux dirigés. Ce sont précisément ces cas que, par respect pour la thérapeutique, je n'ose pas appeler désespérés, que l'on a cherché à combattre par les inhalations éthérées.

M. Honoré, le premier, a fait part à l'Académie de médecine, d'un succès qu'il devait à l'éther, pour une névralgie faciale. Cette névralgie avait résisté à tous les moyens de traitement, le malade ne pouvait ni dormir, ni manger. L'éthérisation amena la cessation immédiate de la douleur, et cette amélioration devint permanente par la continuation des inhalations à chaque accès de la névralgie (1).

M. J. Roux, de Toulon, a de la même manière, obtenu un succès remarquable sur un malade fort et pléthorique, en proie aux douleurs les plus vives, causées par une névralgie sus-orbitaire droite, qui depuis plusieurs jours, revenait chaque matin. L'éthérisme a été produit en quatre minutes. La peau du bras traversée alors par deux épingles, ne provoquant aucune douleur, aucun mouvement, M. Roux fait cesser les inspirations d'éther. L'insensibilité complète dure quatre minutes encore, puis le malade revient graduellement à lui. Le pouls, qui donnait 70 pulsations avant l'expérience, était tombé à 57 durant l'engourdissement éthéré. *Les douleurs ont cessé complétement pendant un quart d'heure;* mais elles ont ensuite reparu avec la même intensité. Une petite quantité d'éther imbibait encore les éponges de l'appareil, on a recommencé l'inhalation. Le malade a respiré pendant 15 minutes l'air ainsi chargé de faibles

____
(1) *Bulletin de l'Acad. roy. de méd.,* 19 janvier, t. XII.

vapeurs d'éther. L'éthérisme n'a pas été produit, mais les douleurs ont été *calmées pendant les 15 minutes de cette seconde tentative.* Bientôt elles ont reparu avec la même vivacité que précédemment.

Les six jours suivants, chaque matin on a produit l'éthérisme chez le même malade. L'insensibilité a toujours été complète après 4 minutes de l'inhalation de l'éther. On fait continuer encore pendant 4 minutes l'aspiration des vapeurs. Des rêves divers, un état de bonheur, en ont toujours été la suite. *Chaque jour l'accès a diminué de durée et d'intensité;* si bien, que le huitième jour, la douleur orbitaire, très-faible, n'apparaît que pendant une demi-heure.

Alors, dit M. Roux, « j'ai voulu m'assurer si le sulfate de quinine à la dose de 70 centigrammes, en triompherait plus promptement. Quatre jours de suite, ce médicament a été administré avant l'accès, sans qu'aucun de ses phénomènes ni sa durée aient subi aucune modification appréciable. L'inhalation de l'éther a été reprise ensuite, et après deux tentatives, le mal a complétement disparu. Chez ce malade, l'éthérisation a toujours été simple et facile, et n'a jamais provoqué le plus léger accident. Il s'est toujours trouvé bien pendant le reste de la journée, et mangeait les trois quarts de la ration (1). »

---

(1) Roux, *Mém. sur l'éthérisme,* dans la *Gaz. médic.,* 3 avril 1847, p. 257.

Dans un autre cas de névralgie de la face, accompagnée de douleurs atroces, M. Malle a pu produire une amélioration très-évidente par une éthérisation de 12 minutes. Cette névralgie résistait depuis douze jours à un traitement bien dirigé.

Le même praticien a appliqué avec le même succès les inhalations d'éther à un accès de migraine avec vomissements, qui a été guéri comme par enchantement en dix minutes, et à une gastralgie qui a cédé avec la même facilité.

Ces résultats n'ont rien qui doive étonner; les inhalations d'éther enlèvent au système nerveux la propriété qu'il a de percevoir la douleur, elles doivent évidemment toujours éteindre les souffrances névralgiques qui sont quelquefois si intenses. Mais cette amélioration est-elle durable? L'action de l'éther imprime-t-elle au système nerveux une modification telle que la production de la douleur ne soit plus possible dans le nerf malade? C'est ce qu'il est bien difficile de décider actuellement. Les cas de guérison sont trop peu nombreux et surtout trop peu détaillés, pour qu'on puisse encore dire rien de bien positif à cet égard.

B. *Épilepsie.* — Tout ce qu'on avait à craindre de l'éthérisation dans l'épilepsie, était une aggravation de cet état que tous les médecins sont accoutumés à regarder comme incurable. M. Moreau, médecin à Bicêtre, et M. Lemaître, de Rabodanges, nous ont donné les résultats de leurs expériences.

Voici les observations de M. Moreau. Les symptômes d'épilepsie qu'il a constatés étaient assez prononcés, pour qu'aucun doute ne fût permis sur leur nature. Comme les résultats ont été satisfaisants, je dois fournir à leur appui les faits sur lesquels ils reposent.

Première observation. — C*** est entré (pour la seconde fois) à l'hospice de Bicêtre, le 29 janvier au soir. Le lendemain matin, je le trouvai en proie à des hallucinations de presque tous les sens. Outre cela, il ressentait de temps à autre dans les membres comme des secousses électriques qui menaçaient à chaque fois de le jeter à bas de son lit. Ces accidents augmentèrent d'intensité pendant la journée, et le lendemain 30, ils avaient acquis une violence inouïe. Les secousses brusques, saccadées, étaient incessantes, agitaient violemment la tête, courbaient le tronc en deux; le malade perdait entièrement connaissance pendant plusieurs secondes.

Dès les premières inspirations, les mouvements convulsifs cessèrent brusquement. Après six minutes, il survint une toux assez vive, qui força à suspendre l'expérience. Immédiatement les convulsions reparurent, mais infiniment moindres qu'auparavant. Nous recommençâmes; cette fois, un élève dut maintenir la tête du malade; même résultat que tout à l'heure; cessation instantanée de tous les accidents. Cependant le malade ne semble

éprouver encore aucune tendance à l'assoupissement; les inspirations sont continuées pendant 10
à 12 minutes; la toux reparaît; les inspirations sont
de nouveau suspendues; les convulsions recom-
mencent avec quelque intensité, puis s'éteignent
doucement. Un quart d'heure après, *tout était fini.*

Je quittai le malade; deux heures et demie plus
tard, je le trouvai dans la cour, se promenant, et
ne se ressentant de rien.

Deuxième observation. — L***, épileptique, eut,
avant-hier 28 janvier, trois violents accès pendant
le jour, et quatre pendant la nuit. Depuis lors, il
est resté dans un profond état de stupeur; il était
survenu par deux reprises, une violente agitation,
pendant laquelle L***, sans proférer une parole,
et faisant entendre seulement une espèce de gro-
gnement, se livrait aux efforts les plus énergiques,
pour se débarrasser des liens qui le fixaient à
son lit.

30 au matin, L*** n'est pas sorti de sa stupeur
depuis hier; il paraît avoir perdu entièrement connaissance; cependant on provoque très-facilement
des signes de sensibilité.

Je ne pus lui faire inspirer de l'éther pendant
plus de cinq à six minutes. Il survint une agitation
tellement vive, que les efforts réunis de plusieurs
aides ne pouvaient lui tenir la tête assez immobile,
pour que l'opération pût se faire. Le délire se cal-
mant un peu, L*** avait recouvré en partie sa

connaissance ; il répondit avec justesse à deux questions qu'on lui adressa.

Au bout d'un quart d'heure environ, la stupeur reparut ; nouvelles inspirations ; nouvelle agitation, délire furieux, cris, paroles incohérentes ; la connaissance est revenue en partie comme la première fois. La tranquillité revient aussi peu à peu, et je laisse le malade dans un état de demi-excitation.

31 janvier, les convulsions n'ont point reparu depuis hier chez le sujet de la première observation. C.... éprouve seulement dans les articulations et dans la partie inférieure de la colonne vertébrale, un sentiment de fatigue extrême ; *il n'a point eu d'hallucination*, mais ses concrétions délirantes sont les mêmes.

L... (obs. 2me) a passé la nuit dans un calme parfait, il a repris presque entièrement connaissance ; il est évident que l'accès touche à sa fin.

C'est avec beaucoup de raison que M. Moreau n'envisage ces deux résultats des inhalations éthérées, que comme deux demi-succès. Deux autres faits communiqués, le 14 juin, par M. Lemaître, de Rabodanges, à l'Académie des sciences, sont un peu plus décisifs.

L'un des malades de M. Lemaître a été soumis huit fois aux inhalations d'éther ; chaque fois, trois jours avant la nouvelle ou la pleine lune, à cause de la périodicité de ses attaques.

Toujours l'attaque a été déterminée, huit à dix minutes après le commencement du sommeil éthéré. Cette attaque artificielle qui remplaçait l'attaque habituelle a été constamment très-courte et très-bénigne, aussi elle n'a souvent duré *que quinze à seize minutes,* tandis qu'aucune attaque naturelle n'a *jamais duré moins de deux à trois heures.*

Le second malade est un jeune homme de 30 ans, sanguin, d'une bonne constitution, épileptique par suite de violents chagrins, ayant jusqu'à quinze attaques en un jour, et alité depuis dix mois, quand M. Lemaître est appelé auprès de lui.

Les antispasmodiques et les antipériodiques amènent une amélioration très-notable ; mais le malade conserve une aversion invincible pour toute espèce de mouvement, il s'obstine à garder le lit et bientôt il est pris de délire. Depuis quatorze jours, il se trouve dans cet état, quand M. Lemaître commence à le soumettre aux inhalations éthérées.

Le premier jour le malade respire une once et demie d'éther en 48 minutes, et n'en éprouve ni calme ni sommeil. Le lendemain une demi-once d'éther, absorbée de la même manière, provoque de la gaieté. Le troisième jour 60 grammes d'éther sont inhalés sans produire encore, ni calme, ni sommeil.

Le lendemain le délire et l'agitation n'existent plus, le malade a recouvré la mémoire et la raison, et depuis cette époque il est entièrement rendu à son état normal.

J'avoue que ce dernier fait me paraît être un succès incontestable, et n'en obtiendrait-on qu'un seul analogue sur cent, on devrait recourir aux inhalations éthérées dans les cas semblables.

Les observations sont encore trop peu nombreuses pour qu'on puisse spécifier d'une manière définitive les cas où les inhalations d'éther sont convenables. Les essais qui ont été tentés, sont faits pour encourager les praticiens. Il serait bien désirable qu'une expérience plus suivie vînt les confirmer.

A l'hôpital du Gros-Caillou, j'ai vu les inhalations d'éther employées à deux reprises différentes, par M. Barthez, médecin en chef, sur un malade âgé de 40 ans, et affecté de *delirium tremens*. Cet individu, livré depuis longtemps à l'abus des boissons alcooliques, éprouvait très-difficilement l'influence de l'éther, et nous n'avons pu développer chez lui, qu'un tremblement plus intense que celui qui l'agitait habituellement. Les inhalations continuées pendant 20 et 30 minutes, n'ont jamais pu amener le collapsus éthéré.

Je ferai observer ici combien la période d'excitation est longue chez les individus atteints de désordres de l'innervation. Et presque tous les épileptiques et le malade que je viens de citer, ont été pour ainsi dire presque réfractaires à l'action stupéfiante de l'éther.

C. *Aliénation mentale.* — Ce serait certes une nouvelle et bien belle découverte, que celle qui nous donnerait un *remède* contre la folie. Il serait, je crois, ridicule de chercher dans l'emploi de l'éther la solution de ce problème thérapeutique. Mais les aliénés présentent fréquemment et quelquefois avec une persistance désolante des exaltations fonctionnelles très-variables et très-tenaces ; calmer ces surexcitations maladives, apaiser ces exagérations partielles ou générales des fonctions, n'est pas toujours chose facile, et c'est dans ces cas que l'éther pourrait être utile.

C'est dans une circonstance analogue qu'il a été employé par un médecin de Pau, M. Cazenave directeur de l'asile des aliénés. Depuis 5 mois, une malheureuse folle ne pouvait prendre ni nuit ni jour le moindre repos. On lui fit respirer des vapeurs d'éther.

Cinq aspirations suffirent pour calmer immédiatement son agitation, et la plonger dans une insensibilité complète, qui dura vingt-cinq minutes. Au bout de ce temps, la torpeur se dissipa insensiblement sans qu'aucun désordre se manifestât.

A l'hospice de la Salpétrière, M. Falret a essayé le même moyen, mais avec moins de bonheur.

Depuis le 10 janvier 1842, il avait dans son service une dame F..., âgée de 52 ans, affectée de lypémanie, avec lésion profonde de la volonté et tendance au suicide. « Cette dame, » dit M. Falret, « est d'une faible constitution, d'un tempérament lymphatico-sanguin et d'une taille moyenne ; ses yeux et ses cheveux sont noirs ; sa physionomie exprime la tristesse et est remarquable par des yeux proéminant fortement en avant et toujours humides de larmes ; son teint enfin est légèrement coloré. Madame F... se plaît dans la solitude, elle évite ses compagnes. Elle n'a pas de volonté, elle est d'une débilité musculaire remarquable, elle se plaint constamment des malheurs qui la poursuivent, et se regarde comme la plus malheureuse des femmes. Elle a des idées de suicide, et « *demande la mort jour et nuit, car elle ne dort presque jamais,* » ce sont ses propres expressions. Elle n'a jamais eu d'hallucinations ; une seule fois, elle a eu une illusion qui s'est très-rapidement dissipée. Un jour, en quittant un banc sur lequel elle était assise, elle se crut grande, très-grande, gigantesque. »

Le 20 janvier dernier, M. Falret résolut de lui mettre un séton à la nuque, et il décida en même temps que l'on ferait usage de l'éther, « afin, si cela était possible, de lui éviter la douleur, et surtout pour essayer par là, de modifier la nature du délire. Le système nerveux préside à la sensibilité ; l'éther agit sur elle : pourquoi n'agirait-il pas aussi sur l'intelligence, dont le système nerveux est aussi l'organe ? » (L'éther agit sur l'intelligence et d'une manière bien profonde, comme l'indiquent avec la plus grande évidence, les inhalations pratiquées sur les individus sains.)

« Le 22, madame F... fut soumise aux inspirations d'éther ; l'appareil était imparfait, on ne produisit qu'une excitation passagère et un peu d'étourdissement, le séton ne fut pas placé.

« Le 25 le succès fut complet avec l'appareil de M. Charrière. Sentiment de brûlure dans la poitrine, étourdissements, bourdonnements dans les oreilles, troubles de la vue, commencement de la perte de la sensibilité : affaissement des paupières supérieures, pouls un peu accéléré, perte complète de la sensibilité : tout cela ne demande que trois minutes. M. Manec posa alors le séton. La malade ne manifesta aucune douleur, ne poussa aucun cri, elle porta seulement un peu le corps en avant ; mais à son réveil (quelques secondes après l'ablation de l'appareil), elle répondit à toutes les questions qu'elle n'avait rien senti, qu'elle ne savait pas si on lui avait fait quelque chose, et qu'elle ne se rappelait que l'appareil. Dix minutes après, elle manifesta sa surprise de se voir une bande au cou. On la fit lever, elle trébucha, mais deux heures plus tard, elle se trouvait *comme à l'ordinaire sous tous les rapports.*

« Elle ne disait malheureusement que trop vrai ; en effet, et nous insistons sur ce point, le délire ne fut pas un instant suspendu ni changé. Aussitôt qu'elle parla, ce fut pour se plaindre, demander qu'on continuât à lui faire respirer de l'éther, si cela devait la faire mourir, puisque rien ne peut guérir ses maux. « Je ne trouverai donc pas quelque médecin assez bon pour me donner un poison? Ce ne serait pas un crime, mais une bonne action. »

Je reconnaîtrai en effet avec M. Falret que dans ce cas, l'éther n'a produit aucune espèce d'amélioration dans l'état mental de la malade. Mais j'observerai qu'il n'a été employé qu'une fois, et que pour se prononcer sur son efficacité ou sur son impuissance, il aurait fallu en renouveler plusieurs fois les inhalations.

Les modifications que l'éther imprime à l'intelligence sont passagères et fugaces : peuvent-elles communiquer aux aberrations de l'esprit une impulsion telle que ces aberrations puissent s'évanouir? J'espère que l'expérience se chargera de répondre à cette question.

Tout ce qu'on peut, je crois, affirmer actuellement, c'est que les fous comme les gens dont l'intelligence est saine, sont parfaitement susceptibles de devenir insensibles sous l'influence de l'éther, et que l'éthérisation pourra leur être appliquée dans tous les cas où ils auront à subir des opérations graves ou très-redoutées.

D. *Hystérie.* — 1° Les inhalations éthérées provoquent chez certaines femmes bien portantes des attaques hystériques ou hystériformes ; 2° chez des femmes hystériques elles les renouvellent quelquefois ; 3° enfin, quelquefois encore elles les guérissent. Chacune de ces opinions contradictoires pourrait être appuyée d'un certain nombre de faits : il n'est pas de chirurgien qui n'en ait signalé. Il m'a été impossible de me former une opinion bien fondée, d'après les observations qui ont été publiées dans les divers journaux. Une seule conséquence m'a paru ressortir de leur comparaison ; c'est qu'en général les attaques d'hystérie provoquées par l'éthérisation sont beaucoup moins graves et moins inquiétantes que celles qui résultent d'un état morbide spécial. Quant aux cas de guérison, ils sont contre-balancés par bien des insuccès. En résumé, ici comme pour toutes les autres applications de l'éther à la médecine, la question réclame une expérimentation plus prolongée. Je dirai cependant que la crainte des accès hystériques ne devra jamais porter le chirurgien à négliger les inhalations éthérées dans tous les cas où elles doivent éviter à une femme les angoisses d'une opération très-douloureuse.

E. *Méningite.* — Le 10 mai, M. Besseron, médecin en chef de l'hôpital militaire de Mustapha, adressa à l'Académie des sciences une lettre relative à l'emploi des inspirations d'éther dans le traitement de la méningite cérébro-spinale.

Cette affection avait sévi épidémiquement à Mustapha dans le courant du mois de décembre dernier ; comme elle résistait à tous les moyens de traitement, M. Besseron eut l'idée de faire respirer de l'éther à 13 malades ; neuf ont subi ce traitement.

Trois présentaient les phénomènes propres à la méningite cérébro-spinale : la roideur de la colonne vertébrale, la rachialgie. Le délire a été faible chez trois d'entre eux ; violent, quelquefois furieux et ayant persisté plusieurs jours chez les autres. Trois sont entrés dans le coma avec contractions musculaires presque tétaniques.

Le traitement antiphlogistique a précédé chez tous l'emploi des vapeurs éthérées. L'éther a été employé d'après les mêmes idées et les mêmes principes qui guident dans l'emploi thérapeutique du tartre stibié à haute dose. Ses vapeurs ont été administrées à doses fractionnées, 4, 6, 8, 10 inspirations renouvelées toutes les deux heures, toutes les heures, et dans les cas les plus graves tous les quarts d'heure.

Les effets immédiats ont toujours été une fréquence plus grande de la circulation et de la respiration, fréquence qui cédait au bout de quelques minutes pour faire place à une sédation marquée. La sensibilité a subi les mêmes altérations.

Dans quelques cas les plus graves, il y a eu pour l'éther une *intolérance* bien décidée ; mais cette intolérance disparaissait en 24 ou 36 heures au plus.

Le premier effet de l'éther est, suivant M. Besseron, de faire cesser l'insomnie. Avec l'insomnie disparaissent la céphalalgie, les troubles intellectuels et l'agitation musculaire. En même temps que le centre cérébral recouvre son activité fonctionnelle normale, les autres fonctions reviennent à leur état habituel. Le pouls baisse et devient régulier, la peau perd sa chaleur et sa sécheresse, elle devient fraîche et normale. Les selles sont naturelles, etc. Le dernier symptôme à disparaître est la roideur de la colonne vertébrale. Ce phénomène ne s'évanouit que d'une manière insensible et graduelle.

En définitive, sur neuf malades entrés dans le service de M. Besseron et traités par l'éther, deux seulement ont succombé, trois *peuvent* être considérés comme guéris, deux sont dans un état satisfaisant ; des deux autres, chez le premier l'issue est incertaine, chez le deuxième le passage à l'état chronique est à craindre.

Ces résultats sont évidemment favorables, mais faut-il les attribuer à l'éther ? M. Besseron nous fait observer que *toujours* le traitement antiphlogistique, c'est-à-dire le plus approprié, a précédé les inhalations éthérées ; et puis, l'épidémie continuait-elle à sévir avec la même intensité ? était-elle sur son déclin ? — Je trouve que les conclusions de M. Besseron sont formulées d'une manière un peu indécise, elles ne précisent pas les faits d'une manière catégorique et rigoureuse. Deux chiffres auraient suffi, mais il aurait fallu ces deux chiffres : celui de la mortalité pendant le même temps chez les individus soumis au traitement ordinaire, et celui de la mortalité chez ceux qui avaient respiré l'éther.

Des observations de M. Besseron, je dois rapprocher un fait que M. Bouvier a communiqué le 2 février à l'Académie de médecine. Il a employé avec succès, les inhalations d'éther chez une femme qui était en proie à un délire intense, survenu à la suite de ses couches.

Des observations que je viens de citer, découle une déduction importante, c'est l'innocuité des vapeurs éthérées dans les maladies congestionnelles de l'encéphale. Que deviennent en présence de ces faits, les appréhensions de ceux qui n'osent faire respirer de l'éther aux individus qui semblent prédisposés aux congestions vers la tête?

F. *Maladies diverses.* — L'éther a été inhalé dans bien des affections différentes de celles que j'ai signalées; comme ces faits sont restés isolés, je vais me borner à les mentionner.— M. Landouzy a pu amener chez un malade de 40 ans un *calme momentané* de douleurs intestinales que rien ne pouvait apaiser.

M. Bouvier a obtenu une amélioration très-sensible chez un jeune homme affecté de coliques saturnines, mais il n'ose pas attribuer ce succès à l'éther.

M. Rochoux a rappelé à l'Académie de médecine (1), qu'il y a quelques années, le docteur Delaroche employait l'inspiration des vapeurs d'éther contre la phthisie ; ce moyen calmait toujours la toux, mais il fallait le répéter souvent.

Enfin, quelques médecins ont attribué aux inhalations éthérées des propriétés fébrifuges. M. Fourniol, de Mauriac, prétend en avoir tiré de bons effets dans la coqueluche, etc. On comprend facilement que toutes ces propriétés de l'éther réclament la confirmation de l'expérience. Nous craignons que l'enthousiasme des premiers succès n'ait entraîné trop loin quelques praticiens. L'éther est un médicament utile, on avait jusqu'ici méconnu sa propriété la plus précieuse ; mais en définitive, si son usage est souvent nécessaire, il est quelquefois contre-indiqué. L'éther est un de nos agents thérapeutiques les plus actifs, mais ce n'est point une panacée.

CHAPITRE IV.

APPLICATIONS DES INHALATIONS ÉTHÉRÉES A L'ART OBSTÉTRICAL.

L'éther produit l'insensibilité, son application à la terminaison de l'accouchement était donc indiquée d'avance. L'expérience de faits antérieurs n'avait-elle pas démontré que la conservation de la sensibilité n'était nullement nécessaire à l'accomplissement du travail ?

Olivier et Nasse ont rapporté deux cas d'accou-

______
(1) *Bulletin de l'Acad. roy. de médecine*, 19 janvier, t. XII.

chements qui se sont terminés heureusement chez des femmes paraplégiques : chez l'une, la moelle épinière avait été comprimée et désorganisée depuis la première jusqu'à la quatrième vertèbre dorsale, par une collection d'acéphalocystes ; chez l'autre, la paralysie résultait d'une fracture de la troisième et de la quatrième vertèbres cervicales.

Deneux raconte l'histoire d'une femme qui s'accoucha on ne peut plus heureusement pendant un état complet d'ivresse alcoolique. « Une femme, dit-il, fut apportée à l'Hôtel-Dieu d'Amiens dans un état comateux causé par l'abus des boissons alcooliques, auquel elle s'était livrée depuis le commencement du travail ; elle accoucha naturellement pendant cet état d'ivresse, et le sommeil de l'ébriété continua pendant quelque temps après sa délivrance. La femme en se réveillant fut fort étonnée de voir son accouchement terminé et se félicita d'avoir trouvé un moyen aussi heureux ; elle promit bien de s'en servir à la première occasion.»

M. Simpson, professeur à l'Université d'Édimbourg, connaissait parfaitement ces faits, lorsqu'il tenta ses premiers essais d'éthérisation sur des femmes en travail ; il connaissait aussi l'opinion de Haller qui, d'après Smellie, Harvey, Delamotte, regardait l'accouchement comme encore possible chez une femme plongée dans le narcotisme ou agitée de convulsions ou plongée dans une débilité profonde. Dans un mémoire qu'il a publié à Édimbourg, M. Simpson analyse les expériences qu'il a tentées sur 7 femmes en travail (1).

Trois fois il a fallu appliquer le forceps; dans le premier de ces cas, le bassin était considérablement rétréci, l'accouchement précédent avait nécessité la craniotomie, et bien que cette opération eût été pratiquée, il s'était terminé avec beaucoup, de difficultés. Les vapeurs éthérées furent inhalées pendant vingt minutes. La version fut pratiquée et l'enfant fut extrait encore vivant. La femme n'avait rien *senti,* elle avait seulement entendu l'espèce de secousse soudaine produite par le dégagement brusque de la tête. 4 jours après, cette femme se trouvait assez bien pour se lever de son lit et aller voir sa mère.

Deux autres cas d'application du forceps furent suivis du succès le plus complet : la douleur fut entièrement suspendue, les contractions utérines se maintinrent aussi énergiques qu'à l'état normal, et les accouchées n'éprouvèrent pas le moindre accident, au contraire elles se trouvèrent dans les meilleures conditions possibles. Le forceps long et le forceps court avaient été appliqués sans la moindre difficulté.

Dans trois autres cas, le professeur Simpson a administré l'éther en vapeur, pour des accouchements qui ne nécessitaient aucune opération

(1) *Notes on the inhalations of sulphuric ether in the practice of Midwifery,* by J. G. Simpson ; Edinburgh, 1847, 11 p.

obstétricale. Dans le premier il s'agissait d'une femme qui se trouvait en travail, depuis près de 50 heures ; les contractions de l'utérus étaient devenues languissantes. M. Simpson fit respirer parties égales d'éther sulfurique et de teinture d'ergot de seigle. Bientôt les contractions se ranimèrent énergiquement, devinrent entièrement indolores, et l'accouchement fut terminé en un quart d'heure.

Chez la seconde femme, l'éthérisme ne fut guère poussé qu'à la seconde période. La malade avait conscience de ce qu'on disait ou de ce qui se faisait autour d'elle, et même elle avait conscience de ses contractions, sans en éprouver la moindre douleur. L'enfant naquit en douze à quinze minutes, son passage n'avait provoqué aucune souffrance, mais seulement la sensation d'une forte pression. Cette dame, dit M. Simpson, ne pouvait se défendre d'un certain dépit, en songeant aux souffrances inutiles en apparence qu'elle avait eu à endurer jadis, en donnant le jour à ses autres enfants.

Enfin, la dernière malade qui appréhendait singulièrement les inhalations d'éther, accoucha comme la précédente avec la plus grande facilité : « Elle se réveilla d'un songe, et fut grandement surprise de trouver son enfant qui venait de naître. »

Il résulte du mémoire du professeur Simpson, que l'éther anéantit toujours les douleurs de l'accouchement, qu'il augmente quelquefois l'énergie des contractions utérines, et que jamais son emploi n'a été suivi d'aucun accident, ni pour la mère, ni pour l'enfant.

Le premier qui en France a appliqué les inhalations éthérées à l'art des accouchements, est le docteur Fournier Deschamps. Le 30 janvier, il écrivit à la Gazette des Hôpitaux, qu'il venait d'accoucher, à l'aide du forceps, une femme éthérisée. Cette femme souffrait depuis 36 heures des douleurs très-vives ; depuis six heures, la tête de l'enfant était engagée dans le petit bassin. Le seigle ergoté employé depuis deux heures à la dose d'un gramme et demi, avait provoqué de vives contractions, sans procurer la délivrance.

M. Fournier Deschamps craignant l'asphyxie, l'accouchement ne s'étant pas terminé sous l'influence immédiate du seigle ergoté, manifesta l'opportunité pressante d'appliquer le forceps ; mais la femme ne voulant pas y souscrire, il la soumit à la vapeur d'éther qui la plongea en dix minutes, dans un état complet de torpeur. Le pouls de 120 descendit à 105, sous l'influence immédiate de l'éther ; l'application du forceps et l'extraction de l'enfant ne demandèrent que *quatre minutes*. La mère n'éprouva rien pendant l'opération ; elle ne sortit de cet état comateux, et ne récupéra de sensibilité qu'à l'occasion des cris de son enfant, cinq minutes après sa délivrance.

Le 30 janvier, elle était accouchée depuis trois jours et continuait à aller très-bien (1).

Le 23 février, M. P. Dubois, qui avait eu connaissance des recherches de M. Simpson, communiqua à l'Académie de médecine le résultat de ses expériences. Il s'était surtout posé la solution de ces deux problèmes : 1° L'éther suspend-il la douleur dans les opérations obstétricales? 2° L'éther suspend-il les douleurs normales de l'accouchement?

Voici le récit que M. P. Dubois fit à l'Académie de médecine, du premier accouchement et de la première opération obstétricale qu'il effectua sur une femme éthérisée.

« Une fille de dix-huit ans, primipare, se présenta, le 8 février, à la Maternité, en travail depuis 38 heures. Lorsque je la vis, les douleurs étaient éloignées, languissantes ; je crus les ramener en perçant les membranes, ce fut vainement ; une dose de seigle ergoté fut également impuissante.

« Je me décidai à appliquer le forceps ; mais avant, je voulus soumettre la patiente aux inhalations de l'éther , ce qu'elle n'accepta qu'avec une sorte de répugnance et sans en comprendre le but. Après six minutes, l'insensibilité parut complète. J'introduisis une branche du forceps, mais la malade fit un mouvement violent de la cuisse qui dérangea la manœuvre. Je la soumis de nou-

____

(1) *Gazette des hôpitaux*, 30 janvier 1847.

veau aux inspirations d'éther, qui, après deux minutes, produisirent un sommeil comme stertoreux. Je pus alors appliquer les deux branches du forceps; la tête fut saisie, extraite très-facilement, sans que j'éprouvasse la moindre résistance par les contractions périnéales et sans provoquer la moindre apparence de douleur.

« L'enfant naquit vivant, il cria immédiatement; les pulsations du cordon étaient à 160. Avait-il souffert? Cette augmentation dans le nombre des pulsations était-elle due à la longueur de l'accouchement ou à l'influence de l'éther? Ce que je peux dire en ce moment, c'est que nous retrouverons cette augmentation dans un autre cas où je n'ai pu invoquer la circonstance d'un accouchement laborieux. Quoi qu'il en soit, dix minutes après, l'enfant allait très-bien.

« Quant à la mère, elle reprit rapidement connaissance, et lui demandant si elle était accouchée, elle porta comme instinctivement les mains sur le ventre et me répondit que oui, mais en assurant qu'elle ne se le rappelait pas. Évidemment elle n'avait pas eu conscience de ce qui s'était passé. »

Trois autres femmes en travail furent soumises aux inhalations éthérées par le savant professeur d'accouchements, pour lui indiquer si les contractions utérines persistaient sous l'influence de l'éther, si celles des muscles abdominaux n'étaient point anéanties. Les résultats répondirent affirmativement.

Le lendemain, M. le professeur P. Dubois appliquait le forceps avec le même succès chez une autre primipare de 19 ans, dont le travail durait depuis 36 heures, mais avec lenteur et ayant produit une fatigue extrême.

A côté de ces observations de MM. P. Dubois et Fournier-Deschamps, je dois placer les trois premières du mémoire de M. Simpson, et quelques autres qui ont été publiées par MM Stoltz, de Strasbourg, Chailly-Honoré, Protheroe-Smith, Malle, Bonnet, de Lyon, etc.

Le fait de M. Chailly-Honoré est des plus remarquables. On avait à surmonter une sensibilité tout à fait insolite de l'anneau vulvaire, la constriction de cette partie, et un léger rétrécissement du bassin. Le forceps fut appliqué après un travail de 59 heures, sans douleur, sans déchirure du périnée et sans aucun accident ultérieur ni pour la mère ni pour l'enfant (1).

M. Protheroe-Smith a rapporté trois cas d'application du forceps qui n'ont éveillé aucune douleur, et qui ont aussi été suivis du succès le plus complet. Dans un de ces cas, le bassin présentait cette déformation que Nægele a désignée sous le nom *d'oblique ovalaire* (2).

(1) *Bulletin de l'Acad. de méd.*, 31 mars 1847, t. XII, p. 442.
(2) *Union médicale*, 29 juillet.

M. Stoltz, de Strasbourg, a rapporté avec détails un cas de version qu'il a pratiqué sur une fille dont l'accouchement avait été déterminé prématurément par une chute sur le ventre. L'utérus s'est contracté constamment avec une énergie remarquable, et la violence de ces contractions a apporté quelques obstacles à l'opération obstétricale qui était pratiquée; ce qui, suivant M. Stoltz, autoriserait cette conclusion, que : « L'éthérisation ne fait pas cesser la résistance que la matrice oppose à l'introduction de la main dans sa cavité, et ne facilite ni la version, ni l'extraction du fœtus (1). »

Les cas que je viens de citer sont conformes à tous ceux qui ont été rapportés par d'autres praticiens, pour ce qui a rapport aux opérations obstétricales. MM. Malle et Bonnet, de Lyon, Sieboldt, en Allemagne, n'ont eu qu'à se louer du succès. M. P. Dubois rapporte en outre dans son mémoire, que le 25 janvier, une opération césarienne a été pratiquée en Angleterre, sur une femme éthérisée, qu'elle a eu lieu dans les circonstances les plus favorables et qu'elle a eu les conséquences les plus heureuses.

De ces faits, nous pouvons parfaitement conclure avec M. Dubois, que l'éther abolit toujours la douleur dans les opérations obstétricales.

On peut même ajouter qu'il l'anéantit constamment dans l'accouchement naturel.

_____

(1) *Gazette médicale de Strasbourg*, 27 mars.

Les conclusions que les auteurs que j'ai cités ont tirées de leur pratique, vont me permettre maintenant de discuter l'opportunité et les contre-indications des inhalations d'éther.

Je me poserai donc ces deux questions :

1° L'éther doit-il être employé dans les opérations obstétricales? 2° Les inhalations éthérées sont-elles applicables à l'accouchement naturel?

1° *L'éther doit-il être employé dans les opérations obstétricales?* La solution de cette question exige une connaissance parfaite de l'action de l'éther sur les contractions utérines. Dans tous les cas que j'ai rapportés, ces contractions ont été maintenues normales ou même augmentées. M. Protheroe-Smith les a vues quelquefois suspendues, mais il attribue cette suspension momentanée à l'émotion des malades. M. Bouvier a communiqué, le premier, à l'Académie de médecine, un cas dans lequel les contractions utérines avaient été paralysées et le travail suspendu par les inhalations d'éther. C'était sur une femme de 26 ans, qui avait eu son premier enfant 4 ans auparavant ; elle avait ressenti les premières douleurs vers 3 ou 4 heures du matin. « Quand je la vis vers 9 heures, dit M. Bouvier, les contractions utérines étaient énergiques, prolongées, et revenaient toutes les 2 ou 3 minutes; le col était en partie effacé, son orifice un peu plus large qu'une pièce de cinq francs; la poche des eaux commençait à se former ; on reconnut une présentation du sommet. C'est à ce moment que la femme fut soumise aux inhalations d'éther, au moyen de l'appareil généralement usité. Elle se plaignit d'abord d'être suffoquée par la vapeur d'éther, et il fallut à plusieurs reprises interrompre les aspirations; puis elle éprouva une agitation assez vive, lorsque les perceptions commencèrent à se troubler. Enfin, au bout de 8 minutes, qui se réduisent à 4 ou 5, si l'on ne tient compte que du temps employé à respirer par le tube, elle tomba dans l'état qu'on est convenu d'appeler le *sommeil* produit par l'éther; je retirai l'appareil : le pouls était accéléré, la face très-colorée, la respiration un peu ronflante, la sensibilité nulle quand on pinçait la peau, les yeux étaient fermés, il y avait encore eu 2 ou 3 contractions utérines avant que la femme fût plongée dans cet assoupissement, *elles cessèrent alors complétement et le travail resta suspendu.* Le réveil eut lieu par degrés; au bout de quelques minutes, les idées, d'abord confuses, ne tardèrent pas à reprendre toute leur netteté; la sensibilité reparut. Ce ne fut que 10 minutes plus tard que la femme se plaignit de quelques tranchées, et que l'on sentit de nouveau le globe utérin se durcir. Les contractions ne se ranimèrent toutefois que lentement, et restèrent faibles et rares pendant près d'une demi-heure; trois quarts d'heure s'étaient écoulés depuis la suspension du travail, qu'il n'avait pas encore repris toute l'activité qu'il

présentait avant l'administration de l'éther. Les
contractions ne se reproduisaient que toutes les
4 ou 5 minutes, et avec un peu moins de persistance et d'intensité qu'une heure auparavant; bientôt pourtant elles atteignirent leur dernière période, et l'accouchement se termina heureusement
à 11 heures, 2 heures après les premières inspirations d'éther. Il est à remarquer que du moment
où les contractions avaient cessé, le col utérin avait
offert une mollesse et une flaccidité qu'il conserva
jusqu'à la fin du travail, même pendant les plus
fortes douleurs ; tandis qu'auparavant il était assez
ferme, quoique mince il se tendait à chaque contraction de l'organe. »

M. Bouvier attribue ce relâchement de l'utérus à
l'emploi précoce des vapeurs d'éther, qui pouvaient
parfaitement surmonter l'effort de la matrice au début du travail, mais qui demeurent impuissantes
quand le travail arrivé à son terme, sollicite irrésistiblement les contractions utérines (1).

Du 25 mars au 14 avril, M. Sieboldt soumit huit
femmes en travail aux inhalations éthérées ; chez
toutes on produisit une ébriété plus ou moins complète; chez toutes l'éthérisme aboutit à la suppression des contractions utérines, « alors même que
peu de temps auparavant elles se montraient des
plus intenses (2). »

(1) *Bulletin de l'Acad. roy. de méd.*, 31 mars 1847, t. XII, p. 453.
(2) *Comptes rendus de l'Université de Gœttingue*, 10 mai.

Si, comme je l'ai déjà dit et comme il est fort probable, ce relâchement de l'utérus observé par Sieboldt, est dû à l'influence des éthérisations prolongées; en un mot, si à l'aide de l'éther on peut à volonté activer, ralentir et même éteindre complétement les contractions utérines, je crois que dans cet agent l'accoucheur possédera un moyen à l'aide duquel il pourra réaliser toutes les conditions les plus favorables aux opérations obstétricales.

Supprimer la douleur dans toutes ces opérations est certainement un immense bienfait, et tous les accoucheurs peuvent l'apprécier. L'éther, qui le réalise, a de plus l'avantage de maintenir la femme dans une immobilité très-propice aux manœuvres opératoires. Le seul reproche qu'on pourrait lui adresser avec M. Stoltz, ce serait d'accroître la contractilité utérine alors qu'il serait besoin de la diminuer, comme par exemple dans les cas de version, et généralement dans toutes les opérations qui se pratiquent sur le fœtus encore contenu dans la matrice, et pendant le travail de l'accouchement.

A l'aide du même moyen, on pourrait, suivant le besoin, réaliser deux conditions tout opposées, le relâchement et les contractions de l'utérus.

Il est à regretter que les expériences du professeur de Gœttingue n'aient pas été répétées en France; il serait du plus haut intérêt de connaître quelles sont les influences qui résultent de ces éthérisations prolongées qui amènent l'inertie utérine.

En définitive, les succès pour ainsi dire constants qui ont accompagné les opérations obstétricales pratiquées sous l'influence de l'éther, la suppression certaine de la douleur, l'immobilité des malades, nous autorisent, je crois, à conclure que les inhalations éthérées *doivent* être employées dans les opérations obstétricales. Telle est l'opinion de la plupart des accoucheurs qui ont eu recours à leur usage.

2° *Les inhalations éthérées sont-elles applicables à l'accouchement naturel?* — Nous trouvons les conclusions suivantes à la fin du Mémoire de M. P. Dubois :

1° Les inhalations d'éther peuvent suspendre les douleurs physiologiques de l'accouchement ;

2° Elles ne suspendent ni les contractions utérines, ni les contractions des muscles abdominaux ;

3° Elles affaiblissent la résistance naturelle du périnée ;

4° Elles n'ont pas paru agir défavorablement sur la santé et la vie de l'enfant.

Ces résultats ont été confirmés par tous ceux qui ont été obtenus soit en France soit en Angleterre. Qu'on leur ajoute :

5° Que l'éther n'empêche ni ne retarde le retrait de l'utérus après l'accouchement (Pr. Smith) ;

6° Qu'il prévient les ruptures périnéales si fréquentes chez les primipares avancées en âge, d'abord parce qu'il détermine le relâchement des muscles du périnée, et ensuite parce qu'il empêche la femme de se livrer à ces mouvements brusques que détermine la pression exercée par la tête du fœtus sur les parties génitales externes ;

7° Qu'il supprime la secousse nerveuse quelquefois si violente et les frayeurs qui accompagnent l'accouchement ;

8° Qu'il n'est jamais la source d'accidents pour la mère.

Je crois que ces huit conditions sont bien les plus favorables qu'il nous soit donné de réaliser pour l'heureuse terminaison de l'accouchement naturel. Les inhalations d'éther les déterminent constamment.

On est étonné que certains accoucheurs redoutent encore cet excès de conditions favorables et craignent de faire mentir certains mots de la Bible. Ils sont retenus par une prudence bien louable sans doute. Il est à désirer que cette prudence commande une nouvelle expérimentation, et que la connaissance des effets d'un médicament aussi important que l'éther puisse donner à tous les praticiens une parfaite sécurité dans son emploi.

Presque tous les accoucheurs anglais, et surtout MM. Simpson et Protheroë-Smith, n'ont eu qu'à se louer des inhalations d'éther dans les accouchements naturels.

Voici, du reste, le relevé des cas d'accouchements naturels ou d'opérations obstétricales qui ont été publiés à ma connaissance et dans lesquels les inhalations d'éther ont été employées :

M. Simpson, plus de 50 fois (1) ; — M. Sieboldt, 10 fois ; — Stoltz, 3 fois ; — P. Dubois, 5 fois ; — Riffel (de Perth), 3 accouchements naturels ; — Hammer (de Manheim), 1 ; — Kiel (de Nuremberg), 1 ; — Fournier-Deschamps, 1 accouchement par le forceps ; — Jungmann (de Prague), 4 forceps ; — Scangori, 4 forceps et 1 *opération césarienne ;* — Skey, 1 *opération césarienne ;* — Bouvier, 1 forceps ; — Wallmann, 3 forceps ; — Chailly-Honoré, 1 forceps ; — Jules Roux, de Toulon, 1 ; — Bonnet, de Lyon, 1 forceps ; — Malle, 1 forceps.

En tout 92 cas.

CHAPITRE V.

DES APPLICATIONS THÉRAPEUTIQUES DE L'ÉTHER ADMINISTRÉ PAR LA MÉTHODE RECTALE.

L'administration de l'éther par la méthode rectale compte trois procédés. — L'éther a été injecté pur par M. Vicente y Yedo, mêlé à une plus ou moins grande quantité d'eau par M. Dupuy, et enfin en vapeur par M. Pirogoff. C'est de cette manière seulement qu'il a été donné à des malades dans le but de les rendre insensibles.

(1) *The Lancet,* 1er mai, 1847.

Pour ses injections de vapeurs d'éther, M. Pirogoff se sert d'une seringue enveloppée d'une espèce de chemise en fer-blanc. L'intervalle qui sépare ces deux instruments est destiné à être rempli d'eau à + 40° ou + 50°. Cette eau est destinée à vaporiser l'éther renfermé dans la seringue intérieure.

A l'extrémité de l'appareil est adaptée une canule flexible d'une longueur qui varie, et qui peut être très-considérable. Son extrémité est entourée d'une capsule de fer-blanc analogue à celle qui enveloppe la seringue. Elle est destinée à volatiliser les vapeurs d'éther qui auraient pu se condenser.

Les avantages de l'éthérisation rectale sont, suivant M. Pirogoff : 1° de n'affecter en aucune façon les organes respiratoires ; 2° de rendre l'éthérisation tout à fait indépendante de la volonté des malades; 3° de ne provoquer aucune surexcitation et de déterminer un éthérisme beaucoup plus long à s'éteindre, et par conséquent plus favorable aux opérations longues et graves.

Résumant ensuite les cas pathologiques où la méthode d'éthérisation *per anum* doit être appliquée, M. Pirogoff indique :

1° Les opérations chirurgicales délicates, graves, très-douloureuses ou très-longues. Il veut qu'on réserve pour les opérations de courte durée les inhalations d'éther.

2° Les opérations obstétricales. Il est plus avantageux et plus commode pour les femmes en travail (en général trop disposées aux congestions sanguines vers la tête) d'être éthérisées par le rectum que par les organes de la respiration qui, en outre, se trouvent comprimés par l'utérus distendu.

3° Les opérations qui exigent l'affaiblissement et le relâchement le plus prompt du système musculaire : la réduction des hernies étranglées et des luxations anciennes.

4° Les maladies spasmodiques du canal intestinal et des voies urinaires.

Trois cas de colique néphrétique guérie comme par enchantement au moyen de l'éthérisation par le rectum, prouvent son efficacité dans cette sorte de maladie.

5° Enfin, dans les maladies des muscles volontaires ou de la vie animale. C'est en s'appuyant sur le relâchement extrême du système musculaire dans le plus haut degré de l'éthérisation par le rectum que M. Pirogoff propose son emploi dans ces cas.

M. Pirogoff est jusqu'ici le seul chirurgien qui ait expérimenté sur l'homme l'éthérisation par le rectum. De nouveaux faits sont nécessaires pour confirmer l'exactitude de ses conclusions.

CHAPITRE VI.

DES CAS DE MORT QUI ONT SUIVI L'EMPLOI DES INHALATIONS D'ÉTHER.

Sept fois les chirurgiens ont eu à déplorer la mort des malades qu'ils avaient soumis aux inspirations d'éther. Si ces fatales terminaisons étaient entièrement imputables aux vapeurs inhalées, j'avoue qu'elles seraient bien faites pour commander aux praticiens la plus impérieuse réserve, sinon pour proscrire entièrement de la thérapeutique un agent qui peut devenir si dangereux.

Mais, si l'on songe aux opérations maintenant innombrables qui ont été pratiquées sur des malades éthérisés, si l'on observe que le chiffre des succès est presque aussi élevé que celui des opérations pratiquées ; si l'on se pénètre bien que l'éther n'est, après tout, qu'un agent simplement anesthésique, et qu'il ne peut pas placer dans de bonnes conditions un individu qui sera opéré dans des circonstances fâcheuses ; si l'on s'assure enfin, comme je vais le démontrer, que même ces sept cas de mort ne doivent pas être incontestablement attribués aux inhalations éthérées, je crois que les appréhensions qui pourraient encore retenir les chirurgiens tomberont d'elles-mêmes, et que l'éther sera toujours considéré comme un des agents thérapeutiques les plus innocents et surtout les plus utiles.

Des sept insuccès dont j'ai parlé, trois ont été observés en Angleterre et quatre en France. Je vais les analyser très-brièvement et tâcher de découvrir leur véritable cause.

La *Gazette médicale de Londres* a rapporté le premier fait : « Albin Burfitt, de Silton, âgé de onze ans, fut, le 23 février, pris dans un engrenage et éprouva une fracture compliquée de la cuisse gauche avec lésion des parties molles et une fracture simple de la cuisse droite. L'amputation du membre fut décidée par MM. Newmann, Rumsey et Willot Eastmen. « Nous n'avions, » dit le dernier, « aucune crainte sur la vie du sujet et les suites de l'opération : l'état général et la constitution étaient bons. Nous résolûmes d'employer l'éther. Aussitôt que le malade eut subi son influence, au bout de trois ou quatre minutes, M. Newmann opéra avec son habileté ordinaire ; mais les douleurs qu'éprouva le malade au moment de l'incision circulaire des chairs *furent extrêmement vives.* On revint à l'emploi de l'éther pendant deux ou trois minutes, et cette fois avec succès ; l'opération fut terminée ; la perte de sang fut peu considérable. C'est alors que commencèrent pour nous les difficultés et l'anxiété. Le malade était dans un tel état *d'épuisement et d'intoxication* que nous le regardâmes comme en danger ; et nos craintes ne furent que trop tôt réalisées ; car, malgré tous les soins que nous pûmes lui donner, il succomba moins de trois heures après l'opération. L'état du cerveau dans cet espace de temps fut déplorable : il y avait des alternatives d'excitation et d'affaissement complet ; tantôt du délire, d'autres fois comme une espèce de syncope, et ces alternatives persistèrent jusqu'à la mort.

« L'autopsie n'a pas été faite. »

On n'a produit évidemment dans ce cas, que la première période de l'éthérisme. Les désordres graves que le petit opéré venait de subir, devaient lui occasionner des douleurs atroces. L'opération a été évidemment pratiquée dans ce moment d'excitation éthérée, où la sensibilité est infiniment plus exquise qu'à l'état habituel. Que l'on ajoute *les douleurs excessives* du premier temps de l'amputation à celles que l'enfant devait éprouver, et l'on s'expliquera très-bien, qu'il soit tombé dans un épuisement nerveux complet ; c'est cet affaissement produit par la douleur qui aura peut-être été considéré, comme le résultat exclusif de l'action de l'éther. Il est certain que les inhalations éthérées incomplètes peuvent l'avoir singulièrement aggravé. Faut-il accuser le médicament ou le chirurgien ?

Ce qui tendrait encore à me démontrer que la mort a eu lieu par épuisement nerveux, c'est sa promptitude. J'ai déjà insisté sur les difficultés qu'on éprouve à tuer des animaux auxquels on fait respirer de l'éther dans les appareils ordinaires.

Le 18 mars, une enquête fut poursuivie devant le coroner du comté de Lincoln, à l'occasion d'une femme qui était morte après avoir inhalé des vapeurs éthérées, pour subir une opération : voici le récit qu'en donnait la Gazette des Tribunaux d'Angleterre.

« Mistress Parkinson avait à la cuisse gauche une tumeur, dont l'extirpation était devenue indispensable. M. Robbs a fait respirer à cette femme de la vapeur d'éther.

« Avant le jour fixé, il avait fait deux fois sur elle l'épreuve de ce moyen. Mistress Parkinson était restée sous l'influence du gaz pendant le temps ordinaire, et n'avait absolument rien senti, lorsqu'on la pinçait ou qu'on la piquait jusqu'au sang, avec un instrument aigu. M. Robbs, jugeant que le sujet lui paraissait parfaitement disposé, fit l'opération qui dura vingt-cinq minutes, y compris le temps de l'inhalation, la ligature des vaisseaux et le pansement de la plaie. Cependant mistress Parkinson *ne resta pas complétement insensible,* car elle proférait des gémissements et éprouvait une certaine agitation convulsive. Elle ne revint point de sa torpeur après l'opération, et demeura dans un état presque inanimé pendant trois jours, au bout desquels elle mourut. »

L'éthérisme ne fut pas poussé chez cette femme

jusqu'à sa troisième période, puisque l'insensibilité n'était même pas complète, que la malade se
plaignait et s'agitait. Et cependant après l'opération, elle tomba dans une torpeur dont on n'a pu
la tirer. Si ces accidents sont dus aux inhalations
éthérées, on ne peut s'empêcher de reconnaître
qu'ils n'ont point d'analogues. L'anomalie de ce
cas ressort encore de l'autopsie qui fut faite sous
la direction du coroner, à l'hospice de *Spittle-
Gate*.

Les poumons étaient sains, à part une légère
congestion qu'on observait sur leur face postérieure, et qui s'expliquait par la position de la
malade, au moment de son agonie. Le cœur paraissait un peu flasque et renfermait peu de sang ;
l'estomac, le foie, la rate, les reins étaient normaux.
On ne trouvait d'autre altération au cerveau ,
qu'une congestion médiocre des lobes antérieurs
à leur face supérieure. Tout ce qui a été constaté,
c'est une notable fluidité du sang.

Le jury décida que l'opérée était morte par l'effet de la vapeur d'éther qu'on lui avait fait respirer.
Il serait difficile de se prononcer contre cette dé-
cision, comme en sa faveur, car les détails de
l'autopsie ne concordent nullement avec les altérations pathologiques que l'on a observées sur les
animaux. Il serait fort possible que cette femme
n'eût succombé qu'à une syncope prolongée.

Le dernier cas de mort qui ait été observé en

Angleterre, appartient à M. Roger Nunn, chirurgien de l'hôpital de Colchester, à Essex.

Le nommé Thomas Herbert, âgé de 50 ans, devait être opéré de la taille ; il fut soumis aux inhalations d'éther pendant 5 à 8 minutes, l'éther fut administré par intervalles, l'opération dura 10 minutes, la respiration devint pénible et ensuite stertoreuse.

Le malade revint facilement à lui et resta dans un état calme, mais il fut sans réaction pendant 24 heures ; on lui prescrivit de petites quantités d'eau-de-vie et d'eau avec de l'arrow-root ; des bouteilles chaudes furent placées dans le lit. Ce traitement fut continué jusqu'au lendemain, et alors on y ajouta de l'ammoniaque. Le malade eut du délire de 8 heures du soir à 9 heures du matin et un peu de réaction. Il mourut à 5 heures du soir.

Les membranes du cerveau étaient injectées, les poumons pâles et exsangues intérieurement, congestionnés à leur partie postérieure, le rein droit était légèrement gorgé de sang, le gauche et les autres organes étaient sains ; pendant l'opération le sang avait paru plus liquide (1).

Cette autopsie n'indique qu'une lésion d'une certaine valeur et qui concorde avec une altération pareille indiquée dans l'observation précédente, c'est la fluidité du sang.

____

(1) *Gazette des Hôpitaux*, 25 mars et 17 avril 1847.

Des cas de mort qui ont été observés en France, deux appartiennent à M. Jobert, de Lamballe ; un troisième a été rapporté par M. Roel, et le dernier a été observé par M. Roux.

Observations de M. Jobert. — La première a rapport à une femme de 33 ans, la nommée Godechoux, d'un tempérament nervoso-sanguin, qui entra à l'hôpital Saint-Louis, le 9 décembre 1846. Cette femme qui avait eu dans sa jeunesse des attaques d'hystérie, qui même avait fait à la Salpétrière un séjour de deux mois pour cause d'aliénation mentale, portait depuis trois ans au sein droit une tumeur cancéreuse qui s'était, à ce qu'il paraît, développée à l'occasion d'un coup de poing qu'elle avait reçu sur cette partie.

Le 15 janvier il fut décidé qu'on enlèverait cette tumeur qui avait le volume d'un œuf de poule, et qu'on éthériserait la malade.

Les inhalations furent continuées pendant treize minutes, sans produire l'insensibilité ; l'éther fut alors abandonné, et l'opération fut commencée. La malade conservait toute sa connaissance, elle poussait des cris et accusait de vives douleurs. Le jour même de l'opération et le lendemain, elle éprouvait de la toux, une céphalalgie intense, de la fièvre, de l'insomnie. Quelques râles muqueux commencèrent à se faire entendre dans la poitrine.

Le 22, une rougeur érysipélateuse commença à se manifester autour de la plaie. Le 23 et les jours suivants, les râles bronchiques occupaient toute la poitrine. L'érysipèle envahissait les parties voisines, et le 27 *il couvrait toute la partie postérieure* du tronc ; la malade était en proie à une prostration complète, à une toux opiniâtre. Du 27 au 30, l'érysipèle envahit successivement toutes les parties du corps, des frissons se déclarent, l'insomnie devient plus rebelle, des vomissements fréquents fatiguent la malade. Et le 31 à 10 heures du matin, elle succombe dans le délire (1).

L'autopsie démontre une rougeur très-vive et comme un boursouflement de la muqueuse des voies aériennes. Le poumon gauche présente un engouement peu considérable. Les viscères abdominaux et le système encéphalo-rachidien n'ont pu être examinés.

Évidemment il faudrait de la bonne volonté pour rendre l'éther responsable de cette mort. La bronchite qui s'est développée, s'explique parfaitement par le voisinage de la plaie des parois thoraciques, et la mort elle-même nous paraît avoir été incontestablement la conséquence de ce vaste érysipèle qui s'est rapidement développé.

La seconde malade de M. Jobert était une femme de 47 ans qui portait une tumeur blanche au genou, et qui fut amputée de la cuisse, après avoir subi une éthérisation de quatre minutes. Elle

____

(1) M. Dupuy, *Thèse inaugurale*, 28 juillet 1847, p. 78.

fut plongée dans un état d'insensibilité absolue, physique et morale. L'amputation fut pratiquée sans douleurs et sans que la malade en eût conscience.

Après l'opération, M. Jobert nota la disparition du pouls et de la chaleur animale, et l'absence de l'intelligence pendant plusieurs heures ; ensuite survinrent l'insomnie, la céphalalgie, la sécheresse de la bouche, la toux, les douleurs de poitrine, les convulsions dans le moignon.

On observa ensuite qu'il y avait peu de traumatisme. Les complications que j'ai déjà indiquées persistèrent, puis il survint une névralgie faciale et oculaire, une contraction dans les masseters, dans les sterno-cléido-mastoïdiens, les muscles du ventre et de la poitrine. « C'étaient là, dit M. Jobert, des phénomènes tétaniques. Enfin la malade succomba à des lésions diverses des appareils de la circulation, de l'innervation et de la respiration. »

L'autopsie démontra une arborisation admirable de la pie-mère et des membranes de la moelle ; la substance blanche du cerveau était aussi le siége d'une injection anormale, surtout dans les corps striés, les couches optiques ; les ventricules étaient remplis d'une sérosité sanguinolente ; la moelle était ramollie au tiers supérieur de sa région dorsale.

La muqueuse respiratoire était d'un rouge foncé et présentait des points semblables à du pus concret. L'œsophage était aussi injecté. Le cœur était flasque et mou ; les valvules sigmoïdes avaient perdu leur transparence et étaient colorées en rouge. L'artère pulmonaire était rouge ainsi que l'origine de l'aorte. Cette grosse artère n'offrait dans le reste de son étendue aucune rougeur anormale (1).

Ici les altérations cadavériques observées correspondent parfaitement à celles qu'ont offertes les animaux qu'on a fait mourir incontestablement sous l'action de l'éther sulfurique.

M. le docteur Roel a rapporté l'observation d'une femme à laquelle il avait enlevé une tumeur squirrheuse du sein droit, qui pesait trois livres un quart. La malade avait été rendue insensible par les inhalations d'éther. Une heure après l'opération, son facies se décomposa ; il se manifesta des rougeurs aux pommettes, surtout à la gauche, des nausées, du refroidissement ; enfin le pouls devint petit et concentré.

Depuis 10 heures du matin, heure à laquelle l'éthérisation avait été faite, jusqu'à midi et demi, la malade était restée un peu assoupie. Bientôt les traits s'altérèrent profondément, les joues étaient ardentes, le pouls filiforme ; il y avait de la stupeur et du subdelirium. A deux heures moins un quart elle mourut.

(1) *Bulletin de l'Acad. royale de méd.*, 28 février 1847, t. XII, p. 376.

Autopsie. — Sinus de la dure-mère gorgés de sang ; sérosité sous-arachnoïdienne légèrement trouble et très-abondante ; masse encéphalique consistante et semée d'arborisations ; un peu de sérosité dans les ventricules.

Les sommets des poumons étaient de couleur livide, imperméables, atrophiés et adhérents par des fausses membranes fibreuses à la plèvre costale. Le droit était gorgé de sang veineux ; le gauche en renfermait peu. Ce sang était liquide et ressemblait à un mélange de sang artériel et de sang veineux.

Oreillette droite énormément dilatée par des caillots de sang veineux.

Cette femme était d'une constitution très-débile ; elle avait déjà souffert plusieurs accès de fièvre tierce, des irritations gastriques, des maladies pulmonaires. Il est probable que c'est à l'éther qu'il faut attribuer cette congestion des méninges qui a été observée à l'autopsie.

Le dernier fait que j'ai à citer est celui de M. Roux. Il a rapport au vieillard de 82 ans qu'il a opéré de la taille. J'ai déjà dit que ce cas était douteux, et qu'on ne pouvait pas d'une manière positive le mettre sur le compte de l'éther.

En résumé, j'avoue que sur ces sept cas de mort, deux me semblent n'être point dus aux inhalations d'éther. Ce sont : celui de la première observation de M. Jobert, et le vieillard de M. Roux. Deux me paraissent douteux : c'est d'abord celui du jeune

Albin Burfitt, et celui de cette femme à la tumeur de la cuisse qui a été opérée par M. Robbs.

Les moins contestables me paraissent être d'abord le second fait de M. Jobert, puis le cas rapporté par M. Roel, et enfin celui qu'a relaté M. Roger Nunn.

Trois cas de mort incontestables seraient donc la conséquence des inhalations d'éther, qui ont été pratiquées des milliers de fois. La crainte de les voir se renouveler doit toujours maintenir les praticiens dans une sage réserve. Mais quel est le médicament dont on n'a eu plus souvent à déplorer les funestes effets?

FIN DU VOLUME.

TABLE DES MATIÈRES.

DEUXIÈME PARTIE.

De l'action physiologique des éthers autres que l'éther sulfurique.

TROISIÈME PARTIE.

Des applications thérapeutiques de l'éther sulfurique.

FIN DE LA TABLE.

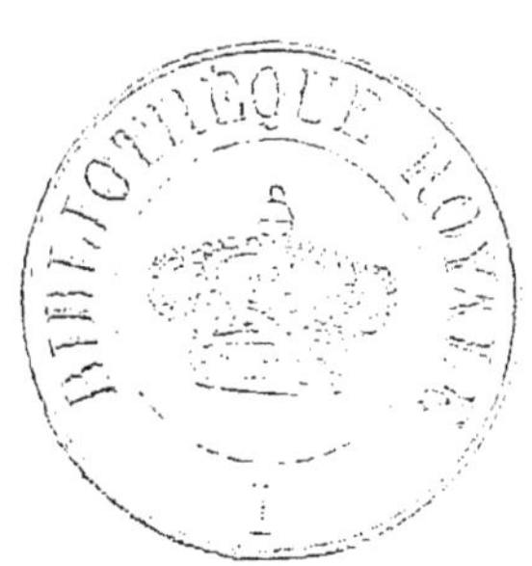